Seduzir

Onde tudo começa

Amor, Família, Negócios e Sexo

Eduardo Nunes

Seduzir

Onde tudo começa

Amor, Família, Negócios e Sexo

novo século®

São Paulo 2011

COORDENAÇÃO EDITORIAL
Vitor Donofrio

GERENTE DE AQUISIÇÕES
Renata de Mello do Vale

EDITORIAL
João Paulo Putini
Nair Ferraz
Rebeca Lacerda
Giovanna Petrólio

SUPERVISÃO EDITORIAL
Giuliana Castorino

DIAGRAMAÇÃO
Adriano de Souza

REVISÃO
Adriane Gozzo
Lindsay Gois
Paulo Sá

CAPA
Carlos Eduardo Gomes

Texto de acordo com as normas do Novo Acordo Ortográfico da Língua Portuguesa (1990), em vigor desde 1º de janeiro de 2009.

Dados Internacionais de Catalogação na Publicação (CIP)

Nunes, Eduardo
Seduzir: onde tudo começa: amor, família, negócios e sexo / Eduardo Nunes.
Barueri, SP: Novo Século Editora, 2011.

1. Ética sexual 2. Fidelidade 3. Homens 4. Mulheres - Comportamento sexual
5. Relações interpessoais 6. Sedução - Aspectos psicológicos I. Título

11-08318 CDD-158.2

Índices para catálogo sistemático:
1. Sedução: Relações interpessoais: Psicologia aplicada 158.2

NOVO SÉCULO EDITORA LTDA.
Alameda Araguaia, 2190 – Bloco A – 11º andar – Conjunto 1111
CEP 06455-000 – Alphaville Industrial, Barueri – SP – Brasil
Tel.: (11) 3699-7107 | Fax: (11) 3699-7323
www.novoseculo.com.br | atendimento@novoseculo.com.br

novo século®

Nota ao Leitor

Informamos que este livro é a reimpressão do título *Os Homens São de Morte e as Mulheres Não Ficam Por Menos*. Tomamos a decisão de alterar o título e consequentemente a capa, pois o livro será traduzido para outros idiomas, e seu título original não se adequava ao mercado externo. Quanto ao conteúdo, não houve alterações.

Dedico este livro

à transformação mágica que acontece na vida de um homem quando encontra a "Mulher Certa", em que o ato de seduzir é o início de uma família.

Agradecimentos

Quero agradecer a todos os amigos e as pessoas que participaram, direta ou indiretamente, da realização deste meu segundo livro, nestes anos de pesquisa e discussão.

Entre eles: F. Pacca, H. Bauer, M. Dias, Welington, Alváro, Celso R., George, José Carlos, Roque Gaúcho, Noto, Elquins, Dudu, Fernando, Pimenta, Alemão, César, Astésio, M. Salvatore, Caio, Edu Oliva, Claudio, David, Deco, Xulim, Didi, Robert, Flavinho, Kenji, M. Guedes, G. Gusmão, Mauro B., G. Perissé, Curry, Rui Bala, Sergio M., Viny, Edivaldo Jr., Bruce, Emerson, Serginho E., Evandro, Takao, Márcio, Azevedo, Raphael, Vitor, Malcolm, Roberto M., Emílio, Rogério A., Douglas, Pierre, Chris, Beto R., Leo B., Denis, Emílio S., Bola, Carioca, Ceará, Japa, Carlinhos, Luiz V., Irai C., G. Salomão; aos meus irmãos Osni, Gilson e Cássio; aos amigos da Cis, Infoactive, Overmax, 7comm e da Contato.

Também agradeço, em especial, às mulheres que foram entrevistadas, e expuseram seus pontos de vista e pensamentos mais íntimos. Dessas, reservo o direito de jamais citar os nomes. Sem elas, não conseguiria atingir meus objetivos e realizar este livro.

Sumário

PREFÁCIO

Conheci o Eduardo em um programa de TV, durante um debate ao vivo sobre sexualidade.

Confesso que me impressionou bastante a sua segurança e a sua objetividade quando ele se colocava no tema "sedução".

Pensei com os meus botões: "Me seduziu!". O cara é inteligente, prático, corajoso e bem-humorado, ou seja, carismático.

No meu trabalho como médico de mulher, atendo tudo o que é da mulher, inclusive muitas vezes seu homem.

E é interessante ouvir e compreender o outro lado.

O Eduardo, neste livro, tenta de forma simples e didática falar do macho, do masculino e do homem no mundo místico e repleto de tabus que é o universo do amor e da sexualidade.

Há muitos anos que sou fascinado com o enigma da diferença entre o comportamento do homem e da mulher.

Porque nós meninos adorávamos nos aventurar em caçar e pescar, e as meninas em cuidar das bonecas.

O sexo sempre foi uma questão na qual a rapaziada era mais desembaraçada e arrojada do que as gatinhas.

Nos namoros da adolescência, enquanto traçávamos estratégias para as segundas e terceiras intenções sexuais, elas viajavam em puro lirismo e romantismo, sempre em idealizações com o príncipe.

A década de 1960, em que tive o privilégio de viver intensamente como adolescente, me colocou no âmago da revolução cultural, social e sexual da mulher. Eram quebrados tabus milenares.

E hoje, com 25 anos de prática, posso afirmar com muita segurança que os sexos continuam em guerra.

Uma guerra atávica e cada vez mais acirrada.

E por quê?

A mulher sempre foi poderosamente superior no quesito "sedução".

Outro motivo fundamental é que o homem não conhece a mulher e a mulher não conhece o homem.

O homem vê a mulher maquiada, ou seja, a vê com a máscara social.

E a mulher vê o homem com a sua armadura de gladiador, sua máscara social.

O homem que a mulher tem na cabeça para preencher suas necessidades de amor não corresponde ao homem real e vice-versa.

No feminino, o verbo amar se conjuga mais no tempo, sendo a continuidade do afeto quase indispensável para gerar a magia da intimidade e da paixão.

É isso que ela entende por amor e ser amada.

Assim, qualquer proposta de "sedução" dirigida a ela fora dessas propostas de convívio e de intimidade "progressiva" em vez de envaidecê-la pode até significar um "insulto".

Em resumo, as mulheres resolvem sua fissura de entrega afetiva e sexual, espiritualizando-a.

E a partir dessa imagem é que ela forma seu conceito do homem.

O homem é construído à imagem e semelhança dos desejos femininos.

E esse homem está longe de ser o bicho, homem cheio de performances sexuais, músculos, assobios obscenos, e desejos óbvios e diretos.

Pelo contrário: seu homem ideal deve se aproximar lenta e suavemente.

Para ela o melhor caminho entre dois corpos não é a linha reta; é o caminho das águas, com todas as suas sinuosidades. O decisivo é a curtição de lenta combustão.

Como para o homem o sexo pode ou não estar ligado ao afeto, a sua imagem aparece rachada.

Metade bicho, metade príncipe.

Com esse lado romântico, o homem não encontrará dificuldade para amar e compreender uma mulher. Resta saber o que ele fará com o outro, aquele disposto a viver amores gratuitos, paixões do meio da tarde ou fim da noite que vão embora logo que o sol nasce e o seu dia começa.

Em poucas palavras, o homem resolve sua fissura de entrega sexualizando-a.

Testosterona alta? Talvez!

E como o homem vê a mulher? Exatamente a imagem do seu desejo.

Rachada: metade santa, metade obscena com o sexo à flor da pele.

Dá-lhe desencontro!

A santa é a dele, e a obscena do vizinho que é crente e não dá conta.

O que o Eduardo consegue colocar é que o social está mudando, mas a "psique" ainda é bastante conservadora e os hormônios ainda regem a orquestra da sexualidade.

E que a aqressividade da testosterona é muito bem administrada pela sensorialidade estrogênica.

São complementares.

P.S.: Espero que todos aproveitem, usem e se divirtam com o livro.

Dr. Malcolm Montgomery
Médico ginecologista
Especializado em Sexualidade e Reprodução Humana.
www.malcolmmontgomery.com.br

Introdução

Bem, quem já leu o meu primeiro livro, *Sedução: Uma estrada de mão dupla*, lançado no ano de 2000, sabe que o meu estilo é ir direto ao assunto. Meu propósito é o de resolver problemas, e não criá-los, confundindo o leitor com palavras ou conceitos complicados. Graças aos resultados alcançados, pude desfrutar do privilégio de conquistar ricas amizades e muitos colaboradores com a minha causa de criar uma vacina anticafajeste para as mulheres e, ao mesmo tempo, ajudar o homem na difícil tarefa de escolher a mulher certa.

Neste novo livro, minha intenção é deixar de lado alguns bloqueios e me utilizar da minha bagagem como curioso, ex-cafajeste, empresário, consultor de *marketing* e escritor para relembrar a todos que o verbo "seduzir", tão presente em nosso dia a dia, vem sendo usado para fins diversos e até egoístas, como no trabalho, na propaganda ou apenas para conseguir sexo. Estamos nos esquecendo de que seduzir também é o primeiro passo para a coisa mais importante da vida: a constituição de uma família.

Quero falar às mulheres e aos homens, cada um com sua visão, que querem chegar a um relacionamento sério. Vou dizer novamente SÉRIO.

Tenho certeza de que aqueles que ainda querem apenas um pouco de diversão também encontrarão aqui uma ótima fonte de assuntos, mas não me critiquem por me acharem muito duro em minhas colocações. Para chegar ao sucesso, em qualquer área da nossa vida, é preciso agir com seriedade.

É claro que é impossível escrever um livro com uma fórmula mágica para fazer um relacionamento "dar certo". O que é possível é aprender como chegar mais rápido ao resultado, qualquer que seja ele.

E isso é ganhar tempo! Se tiver de dar certo, isso acontecerá rápido: gamação, paixão, tesão e admiração. Tudo de uma vez... Uma coisa de louco. E, se for para desistir, que seja rápido. As mulheres não podem mais perder tempo com homens "errados". E os homens precisam descobrir como sair do seu eterno dilema, de erroneamente pensarem que:

As boas garotas são ruins de cama e as boas de cama não são confiáveis.

Estou completamente convencido de que a velho problema de comunicação entre homens e mulheres se agravou tanto que, no meu modo de ver, está hoje totalmente comprometido. Além de não se saber o que pode ou não ser dito, não se sabe como o outro está entendendo. Coisa de louco! Por isso, procuro ainda com este livro criar um protocolo de comunicação intersexual do novo milênio. Farei isso colocando claramente todos os assuntos e pontos de vista que acredito devam ser discutidos por um casal que esteja se conhecendo e tenha intenções de desenvolver um relacionamento sério.

Quero também pregar que devemos mudar os conceitos sobre a fase da paquera, da sedução ou conquista, época em que muitos se limitam a pensar em propostas do gênero “a arte da sedução” ou “o jogo da sedução”. É preciso entender que, sem perder o romantismo, o melhor e mais seguro caminho para a conquista é o da “negociação da sedução”.

Se avaliarmos os casais formados e estáveis que conhecemos, veremos que, no começo de tudo, apesar da euforia, da magia, do tesão incontrolável, das loucas provas de amor, eles nunca se esqueceram da importância da boa negociação. Para que a relação se aprofunde e fique cada vez mais séria, é necessário negociar, adaptar-se e continuar negociando sempre. Assim, a relação, com a conivência de ambos, se tornará real e manterá acesa aquela chama. Chama esta que entendo como a simbiose perfeita que leva ao amor.

Obrigado e boa leitura.

Eduardo Nunes

Conceitos Básicos
(extraídos do dicionário secreto dos homens)

Alguns termos, a seguir, já são conhecidos pelos leitores do meu primeiro livro, mas é de suma importância relembrá-los, pois serão empregados mais adiante nos capítulos que se seguem.

Cabe citar que novos termos foram acrescentados; são mais algumas expressões muito bem guardadas e somente usadas entre os homens. Essas definições são utilizadas quando queremos nos referir a nós próprios ou ao comportamento dos nossos companheiros do clã masculino.

Aproveito para avisar que nem adianta querer conferir, pois os homens dificilmente irão confirmar, visto não ser de seu perfil assumí-los perante uma mulher, talvez apenas para uma irmã, filha ou amiga do coração. Quando digo amiga do coração, quero dizer aquela que é só amiga mesmo!

Comportamento Sexual

Para nós, homens, o comportamento sexual de uma mulher tem início na primeira troca de olhares. Ou até antes, se o homem a estiver observando de longe, e continuará a ser constantemente observado e avaliado até a quinta transa, mais ou menos.

Isso inclui o jeito de olhar, a forma como se movimenta, como fala, o que fala, como dança, que roupa veste, o tipo de maquiagem, os cuidados pessoais, os tabus, os dogmas. Enfim, a forma como a mulher se apresenta e age sexual ou corporalmente falando.

Geralmente, usamos o comportamento sexual de uma mulher para avaliar até o seu caráter, uma vez que confrontamos o que ela diz com o que faz ou fez.

Acho que nem é preciso dizer, mas vou falar assim mesmo. O melhor comportamento sexual é aquele que seja mais fiel à realidade da mulher, que mostre como ela realmente é. Nem mais, nem menos, sem hipocrisia, mas com muito respeito por sua própria imagem.

Mulher cadastro

Em princípio, fui muito criticado ao revelar a existência desta classificação dada a certas mulheres. Porém, logo comecei a receber milhares de e-mails de mulheres me agradecendo por ter aberto seus olhos.

Chamamos de mulher cadastro aquela que o homem geralmente só quer para interesses sexuais. Podem também acontecer alguns casos em que ele a mantém como cadastro por interesses profissionais ou sociais.

Um detalhe muito importante é que os homens costumam sair com esse tipo de mulher de segunda a quinta-feira, geralmente os dias mais mortos, e, nos outros dias, saem sozinhos, para continuar a procura pela "mulher certa" ou, no mínimo, renovar sua lista de mulheres cadastro.

A renovação acontece porque todo homem sabe que

a mulher cadastro vai ficando chata à medida que percebe não ser correspondida e, consequentemente, mais insegura.

Segundo minhas pesquisas, a maioria dos homens solteiros mantém hoje pelo menos três cadastros ativos.

Mulher Troféu

São as mulheres famosas e as celebridades. Podem ser também aquelas com grandes qualidades visuais (gostosonas) ou sociais. Recebem tratamento especial dos homens, que costumam ir administrando a situação, mesmo com carinho. Esse tipo de mulher às vezes é denominada cadastro especial.

Cadastro Especial

Além das mulheres troféu, existem aquelas que recebem atenção especial, por vários motivos. São, por exemplo, ex-namoradas que, mais tarde, poderão vir a ser aquelas que oferecem muita facilidade para tê-las. As que moram sozinhas, pois o cara pode visitá-las a qualquer hora e ainda economizar o motel. Aquelas que topam participar da realização de fantasias sexuais mais pesadas, como *ménage*, *swing* ou surubas.

É bom lembrar que essas mulheres, enquanto recebem atenção diferenciada, facilmente confundem as intenções do homem com amor. No caso de você sentir que está sendo uma mulher troféu ou um cadastro especial, mantenha atenção redobrada para não pegar "lobo em pele de cordeiro".

Coeficiente Sexual de Segurança

Bom, acredito ter sido o inventor deste termo; no entanto, ele ainda não é usado por aí. Mas tenho certeza que a partir de agora passará a ser, uma vez que representa bem o que muitos homens e mulheres pensam, mas não conseguiam verbalizar. Tenho de colocá-lo aqui, pois ele será mencionado no decorrer do livro.

O coeficiente sexual, basicamente, é o número de transas arrependidas ou erros de escolha. Para calcular, basta pegar o número de parceiros sexuais que a mulher já teve, menos, dentro desses, o número de homens que namorou.

Exemplo: Paula já transou com 5 homens e namorou 3; então, seu coeficiente sexual de segurança é igual a 2.

Esse método é uma ferramenta inconscientemente usada por muitos homens para medir a confiabilidade, a autoestima e a segurança da mulher, uma vez que quanto maior o coeficiente de uma mulher, maior sua insegurança.

Para os homens, pode-se dizer que o efeito do coeficiente sexual é grande, porém quase oposto. O que ocorre é que, se um homem teve 50 mulheres com sexo e 3 namoradas apenas, seu coeficiente sexual é igual a 47. Normalmente, o que se vê é que isso não afeta sua autoconfiança, mas aumenta significativamente sua desconfiança com relação ao sexo feminino. A consequência disso é que esse tipo de homem acaba por considerar que todas as mulheres são vadias. Pode-se dizer que o homem se torna cada vez mais incrédulo no amor e de difícil acesso para a paixão.

Veja adiante detalhes da utilidade dessa ferramenta e a melhor forma de usá-la.

Cafajeste

Antes de mais nada, quero dizer que um homem não é cafa; ele está sendo cafa e pode deixar de ser ou voltar a ser a qualquer hora.

Nós, homens, aprendemos que hoje é mais prudente e proveitoso mostrar nosso pior lado, ou até fingir ser um cafajeste, para que a mulher que estivermos conhecendo mostre sua verdadeira cara o mais rápido possível, seja qual for sua reação. Se for de aceitação, a vantagem é que o cara já pode ir agarrando. Se for de negação, as vantagens serão:

1. Se ele estiver a fim de bagunça, pula logo fora e não perde tempo com uma garota que sabe ser "mato de onde não vai sair coelho".
2. Se ele estava procurando uma garota seletiva para namorar e mudar de vida, ótimo, já a encontrou. Só vai precisar abordá-la novamente, mostrando-se como realmente é, e ver se ela o escolhe.

Hoje, acredito que a melhor definição para cafajeste seja:

"Todo cafajeste é um cara legal que quer achar a mulher certa, mas, enquanto não acha, se diverte com as erradas."

O cafa, apesar de ter uma mulher como cadastro, consegue se lembrar que ela tem sentimentos e, por isso, deixa bem claro que não quer envolvimento amoroso.

Cabe citar que os cafajestes, como os homens em

geral, separam completamente amor de sexo, por isso o risco de se apaixonar por uma "cadastro" é mínimo.

Se você quiser fazer um teste para descobrir se o seu parceiro é um cafajeste, experimente dizer que está se apaixonando. Caso ele se enquadre na qualificação, vai pular fora bem rápido, porque ele não tem a intenção de ferir seus sentimentos.

A grande vantagem que vejo no homem cafajeste é que ele sabe que o é e que pode voltar a ser ou se tornar um "bom rapaz". Assim, isso deverá acontecer se ele se apaixonar pela mulher realmente autêntica e certa, dentro de suas expectativas.

Pergunte às suas amigas casadas e você verá que a grande maioria dos maridos são ex-cafajestes, ou seja, agiam como cafajestes com outras garotas e abandonaram esse comportamento ao conhecê-las.

Adiante, vou falar mais sobre esse espécime que tanto assombrou as mulheres e que hoje deve ser visto com muito carinho, pois o cafajeste, na verdade, age assim para mostrar o seu pior lado e poder perceber qual a reação da mulher. Se você for a mulher certa para ele, quando terminar de ler este livro, verá que esse tipo de homem será o mais fácil de conquistar e negociar.

Canalha

Este é o grande vilão de hoje e da história da humanidade. Ele é recriminado até pelos próprios homens e amigos. Não respeita os sentimentos de uma mulher; aliás, até chega a ser sádico.

Sua principal característica é possuir o hábito de seduzir e encantar a mulher ao máximo, até perceber que ela está totalmente apaixonada. Porém, seu único interesse é tê-la em sua cama como simples "mulher cadastro", sem a menor intenção de relacionamento.

Ele afirma, sabiamente por sinal, que a mulher transa muito melhor quando está apaixonada.

É odiado pelos homens porque fere nosso código de ética e preservação da moral e do amor. Sabemos serem eles os causadores de traumas tão fortes que podem levar uma mulher até ao suicídio, tamanha a devastação que pode produzir no amor-próprio dela quando decide "pular fora".

Detalhe: ao contrário do cafajeste, nunca vi um homem deixar de ser canalha.

Os homens também sabem que, se não houver esse respeito aos sentimentos de uma mulher, podem causar traumas e dificultar a atuação da próxima abordagem.

O canalha pode apresentar variações de características que o tornam ainda mais danoso, tais como:

O canalha pão-duro — Conheço um que levava uma garota ao seu apartamento uma ou duas vezes, sem tentar nada, apenas para ganhar sua confiança e deixá-la apaixonada. Certo dia, fingiu ter quebrado o pé de última hora, sem que tivesse tido tempo de avisá-la para não vir. Esse golpe sempre acontecia justamente quando tinha pedido para que ela viesse linda e maravilhosa, com o propósito de levá-la para jantar fora, num luxuoso restaurante. Dessa forma, segundo ele, além de não precisar gastar com o jantar, já a recebia em casa, em sua cama, e de cuecas tipo short para provocá-la. Ela acabava fazendo o jantar para ele, inevitavelmente servia a si própria como sobremesa, e ele não precisava sequer preocupar se em levá-la para casa depois. **Abram o olho!**

O canalha organizado — Informatizado, administra enorme cadastro fazendo todas se sentirem muito especiais. Anota os comentários mais bobos de cada uma e os usa propositadamente para que pensem: "Nossa, comentei uma única vez que tinha um cachorrinho, e ele se lembrou até do nome dele. Esse cara é demais". Mas, na verdade, isso é totalmente programado, pois ele sempre faz a mesma coisa. Quando uma das "cadastros" liga, ele pede um momento, abre a ficha dela e domina a conversa.

O canalha família — Muitas mulheres acreditam que, se um homem as apresenta aos pais, é porque são especiais. Consciente disso, nasceu este espécime voraz, que costuma só transar depois de apresentar a garota aos seus pais. Segundo ele, assim a garota acredita que suas intenções são sérias e capricham. O único problema é que os pais ficam meio de saco cheio com o fato de apresentar toda semana uma nova garota.

Mulher Vadia ou Vagaba

O termo é forte, mas real. É aquela que pode fazer tudo que a mulher safa faz, mas não tem amor-próprio e não respeita sua imagem. Tem comportamento sexual inconsequente, não se preocupa com o aumento de seu coeficiente sexual. Essas mulheres são muito úteis para os garotos, apesar de limitadas sexualmente. Podem e são um problema para as mulheres, pois atrapalham sua negociação.

Por exemplo, dependendo dos hormônios do rapaz, ele pode preferir, em vez de sair com uma garota legal e possivelmente certa, pegar uma vagaba para aliviar a tensão. Para as outras mulheres, não há o que fazer com elas a não ser, na medida do possível, marginalizá-las ou apenas evitá-las. Porém, se tiverem a chance de conversar com uma delas, são ótimas para discutir intimidades.

O importante é saber que um cara que sai muito com vagabas, adquire a sensação de que todas as mulheres são assim. Nesse caso, é bom que a mulher jogue logo na cara dele que não é uma dessas e não tenha medo de ser dura se perceber algum comentário ou insinuação negativa sobre sua conduta.

Veja também que, como o cafajeste, a mulher não é vagaba, está sendo vagaba. Nada impede que ela abra os olhos e erga a cabeça. Muitas mulheres agiram anos dessa forma por não saber o que estavam fazendo, fruto de uma mídia intensa incentivando a promiscuidade e banalizando a importância do contato físico sem respaldo afetivo ou moral.

A Mulher Safa, Certa (A Antiga Loba)

É aquela que sabe o que faz, por que faz e com quem faz. É capaz de separar o amor (sentimento) do sexo (sensação), pois assim tem controle total sobre ambos.

Esta é a safada, a *sexy*, a gata e até a vagaba, mas com o detalhe de ser assim apenas com o homem escolhido. Topa qualquer sacanagem e fantasia com ele, que corresponde, sem vacilar. Isso desde que ele se sinta e seja de fato o escolhido, pois saberá que ela lhe é recíproca no plano sexual, social e até econômico.

Seu comportamento é seguro sobre o que quer e o que não quer. É ilimitada, sexualmente falando; pode ter seus limites hoje, mas sabe que poderá mudar de ideia e ampliá-los amanhã. Ela nunca diz nunca, e sim talvez para qualquer proposta apresentada pelo seu amado.

Pode levar um homem ao altar ou ao suicídio e dificilmente é vista solta por aí sem um cara babando atrás dela. Voltaremos a ela mais adiante.

Sacanagem

Este termo é usado como sinônimo de fantasia sexual. Fazer sexo na sua forma mais elementar, carnal, animal e sem pudor, voltado apenas para o liberal e o êxtase. Explorar os próprios limites e os de sua parceira. Fazer sacanagem é ter a mente aberta, como no tempo das orgias da Roma Antiga, sem medo ou remorso.

Cabe lembrar que, para os homens, é mais fácil encarar uma sacanagem, pois eles não podem entrar nessa experiência com dúvidas, já que dependem da ereção. Uma mulher, ao se deparar com a proposta sacana, deve ficar ligada e ser verdadeira consigo mesma.

Creio que valha a pena aproveitar para mencionar um protesto comum dos homens casados e até de namorados: "O chato de casar é que acaba a sacanagem". O que querem dizer é que, quando namoravam, iam para motéis, escadas de prédios, drive-in, com os pais dormindo, com lingerie *sexy*, quatro orgasmos numa noite etc.

Veja que isso é uma ignorância do casal em não mudar seus conceitos, pois, após o casamento, a facilidade de ter o sexo naturalmente diminui os exageros em quantidade. Porém, como vocês verão ainda neste livro, além de, no fim do mês o saldo de transas de um casal ser maior, o nível da sacanagem pode atingir níveis elevadíssimos, dada a confiança e a cumplicidade que alcançam.

Acredito também que esse desânimo tende a diminuir nos casais que se atualizam, se informam, leem livros, discutem as opções e, principalmente, tomam todo o cuidado com a escolha do parceiro ou parceira.

Acho que a questão da "sacanagem" é hoje um dos quesitos mais determinantes de uma relação, seja para que ela dure, seja para que se acabe.

Dar uma Condição

Este termo é usado quando conhecemos a possível mulher certa e percebemos que valerá a pena mostrar nosso lado príncipe.

Por exemplo, o cara sai na noite, travestido de cafajeste, à procura da mulher certa, mas só encontra cadastros, até que pinta uma garota com potencial. Aí ele deixa de agir como cafajeste e "dá uma condição" para que possa desenvolver um relacionamento direcionado ao namoro. Quando ele encontra um amigo e está com a garota, e o amigo pergunta qual é a dele com relação a ela, se ele ainda não está namorando, mas quer explicar que pode chegar a isso, responde: "Estou dando uma condição".

Homens Prontos e Não Prontos

Homem Pronto — É o homem que está social e sexualmente maduro e preparado para se apaixonar e firmar relacionamento. Acima de tudo, desejando encontrar a mulher certa.

Homem Não Pronto — É aquele que ainda não está em condições de se relacionar ou não está preparado. Exemplo: muito jovem, ainda com a carreira a definir ou até mesmo sem ter onde morar com a garota.

Para saber se o homem está pronto ou não pronto, observe as ideias expostas por ele e analise se ele sabe o que espera de um relacionamento com uma mulher. Procure perceber se ele está ciente das mudanças que virão depois dessa decisão.

Observe se ele está preparado para curtir uma nova forma de viver: a vida a dois. A mulher precisa perguntar isso de forma direta e ter a paciência de deixá-lo responder, sem oferecer opções. Só assim poderá descobrir como ele realmente pensa.

Marketing Sexual: Analisando o Mercado e Traçando Estratégias

O conceito dos sete Ps da sedução

Inspirado por um conceito desenvolvido pelo professor Jerome MacCarthy na década de 1960, os quatro Ps do *mix* de *marketing* são citados até os dias de hoje por um dos papas do *marketing* no mundo todo, Phillip Kotler. Assim, desenvolvi os sete Ps da sedução.

Se pensarmos em qualquer produto e em tudo o que precisamos fazer para que esse produto esteja bem colocado no mercado, rapidamente reconheceremos que todo sucesso está baseado em um *mix* de elementos que, corretamente empregados, garantem de fato o sucesso das vendas.

Assim, pensando na sedução como processo de negociação, teremos os sete Ps que garantirão o sucesso dessa negociação. Vejamos, então, como se explica essa teoria.

1. Pessoa — Este é o primeiro "P" e também o primeiro passo. Cada um deve olhar para si mesmo e fazer uma autoanálise, verificando suas características, habilidades, conhecimentos (de curso de culinária e *striptease* até

MBA na Inglaterra), seus pontos fortes e fracos, seus limites sociocultural e sexual. Analisar seus dogmas e valores como nunca, pois é preciso identificar seus reais limites, entender suas reais necessidades e desejos e defini-los claramente como metas para si mesmo. Tenho visto muitas pessoas altamente qualificadas não se dar o devido valor, pelo simples fato de nunca terem se autoavaliado, pelo ceticismo de achar que ninguém dá valor a elas ou às suas qualidades. Feito isso, ainda dentro deste item, o próximo passo é definir qual o parceiro que espera encontrar.

2. Pessoa-alvo — Que tipo de parceiro você quer encontrar? Qual o estilo de pessoa que te interessa? Quais as características socioculturais? Qual sua forma de pensar em sexo, limites e preconceitos?

Se necessário, tenha sempre em mãos uma "cola" com as informações que deseja obter do possível parceiro baseada em suas experiências passadas, principalmente as excludentes (que não deseja mais para você), pois estas você pode prevenir. Não tenha medo de preconceito. Quando você quer comprar algo, geralmente já sabe o modelo que não quer, não é mesmo? Tenha claro que a fórmula do amor terá a seguinte equação:

eu + outro = sucesso.

3. Preços e prazo — Quanto você vale e o que quer receber do parceiro pelos prazeres e benefícios que é capaz de dar? Quais são os princípios dos quais você não abre mão?

Quanto você pode pagar? O que você é capaz de fazer e/ou deixar de fazer, social e sexualmente falando, em favor de um possível amor?

Quando ambos pretendem ter um relacionamento sério ou uma família, você deve verificar se os seus projetos de vida, independentemente da idade, estão em harmonia.

4. Praça — Onde você espera encontrar a pessoa desejada? Você aparece em locais onde poderá encontrar alguém dentro do perfil esperado? Para ajudá-la a se situar, você pode responder às seguintes perguntas: Onde você está num sábado à noite? E de manhã? E à tarde?

5. Propaganda — Confira o tipo de roupa que tem usado, faça uma análise sincera de sua imagem, procure saber qual o conceito que os outros têm de você, principalmente os homens. Considere sua postura. Trabalhe sua imagem. Como costumo dizer, não adianta ser uma pessoa boa; é preciso que as outras pessoas também a vejam assim. Cabe citar que conheci algumas mulheres que eram, usando nosso jargão masculino, "mulheres para casar", mas que, por não se preocuparem, demonstravam o contrário, eram vistas apenas como "cadastros". Este problema acontece até, para não dizer principalmente, com artistas e modelos, pois o fato de posarem para fotos sensuais, com caras e bocas, pode gerar imagem completamente diferente de sua real personalidade. E só a real personalidade é apaixonante!

Gostaria de citar aqui que já vi casos de mulheres executivas, sérias, recatadas e com cabelos lisos e tipo *channel*, que adoram *rock and roll*, e só descobri isso depois de semanas de entrevistas; fiquei pasmo! Em outras palavras, sabe quando um cara ia perceber isso? Nunca!

E é claro que esse tipo de coisa também acontece bastante com os homens, mas não vou me preocupar com eles, pois estão com a demanda a seu favor. Sem contar que as mulheres, por não serem como nós, homens, não nos desclassificam rápido e displicentemente como fazemos com elas.

6. Pós-tudo — Após obter sucesso na conquista, isso quer dizer: seduzir a pessoa certa e ser correspondida – é preciso saber que o segredo é manter a sedução sempre viva não mudando seu modo de pensar e postura, para poder exigir e exercer uma eterna reconquista diária. Neste item, é importante estar atenta a todos os sentimentos novos que começam a surgir com respeito ao novo relacionamento. O ciúme pode indicar insegurança ou não correspondência ao interesse do outro. Porém, a falta dele também pode indicar seu desinteresse pela nova conquista, que pode ser falha na comunicação ou até erro de escolha. De qualquer forma, a regra é: "Não perca tempo!".

O segredo para que esses seis Ps funcionem está totalmente baseado no sétimo P:

7. Pesquisa — É a ferramenta para aprimoramento e definição de todos os itens anteriores. Deve ser usada sempre, com total seriedade, e, só então depois de muito bem posicionada e embasada, você deve fazer valer sua personalidade e assim todas as escolhas de sua vida. Pesquise e discuta sobre todos os itens anteriores com suas amigas e amigos. Atualize-se sempre sobre cada passo. Trata-se de um processo contínuo; atualize-se sobre seus reais interesses.

Chega de teoria e vamos começar a agir!

Minha filosofia é a de resultados, e o resultado que desejo alcançar é que as coisas aconteçam para meus leitores e, principalmente, para minhas leitoras. Infelizmente este livro não é mágico; portanto, para que as coisas aconteçam, é preciso levantar-se com coragem e agir com clareza, posicionamento, estratégia e personalidade. Vamos lá?

1. A mulher precisa definir claramente os seguintes aspectos:

a. Quem você é

Para isso, aconselho que você procure ser verdadeira consigo mesma nos campos social e sexual. Faça isso mentalmente e tenha o cuidado de não contar a ninguém. Avalie seus pontos fortes para enaltecê-los e os fracos para contorná-los. Mas seja muito franca consigo mesma.

Para facilitar sua autoanálise e futura troca de informações com suas amigas, use com cuidado o questionário de avaliação feminina no final do livro, que se encontra também disponível no site www.seduzir.com.br.

Entenda que, se você quiser receber o verdadeiro amor de um homem, com sua intensidade máxima, ele precisa acreditar que sabe tudo que é verdadeiro em sua mulher. **Só quem é, é amada.**

b. Quem você quer ser

Ou como gostaria de ser vista. Aqui é que mora o perigo. Muitas vezes, principalmente nas cidades grandes, vemos que existe a possibilidade de passar a imagem que quisermos de nós mesmos e, por isso, acabamos, digamos, "roubando" a imagem de outras pessoas que admiramos.

Muitos acreditam que, se puderem passar a imagem de uma pessoa vencedora na vida, então esta fará deles um vitorioso ou vitoriosa. Meio certo, para não dizer mais errado. Veja que a reação que temos diante de um vencedor é ou a de que ele não precisa de ninguém ou a de que, se se aproximar, vai dar a impressão de que quer se aproveitar de sua condição de vencedor, o que em ambos os casos irá além de causar uma depressão no futuro, manterá as pessoas afastadas dele.

O certo é trabalhar sua motivação, garra e objetividade, para que todos vejam a imagem de uma competidora determinada, tão forte que poderia até mesmo perder uma batalha. Você deve mostrar que percebe que para vencer essa guerra da vida somente com a ajuda e o companheirismo de uma "equipe" da qual irá fazer parte um dia. Uma equipe chamada família, na qual, seu homem e seus filhos irão competir e vencer juntos. A essa competidora todos nós queremos nos juntar.

Na qualidade de competidora ambiciosa, você deverá atrair só coisas boas, tanto no plano pessoal como no profissional.

Se você se mantiver mostrando apenas o que pretende ser, em vez do que realmente é, poderá até gerar algumas paixões momentâneas, mas tudo acabará logo, juntamente com a descoberta da verdade.

c. Como você é vista

Frisando bem, devo dizer como você é realmente vista. Aqui, as formas de avaliação dependem de pesquisa de *recall* e de percepção para ler entrelinhas. Pergunte para seus amigos mais chegados qual imagem as pessoas têm de você. Isso pode ser feito até em forma de jogos e brincadeiras, mas leve a sério, pois você verá como usar as informações em seu favor nos próximos capítulos.

Ser para ter

Após concentrar sua atenção em encontrar verdadeiramente essas três características – quem você é, quem você quer ser e como você é vista – vamos pensar nas consequências:

Muitas vezes, o que ocorre é que a mulher age como agiria aquela que ela *quer ser*; em consequência, a forma *como é vista* acaba por impedir que alguém interessado possa reconhecer nela a mulher de sua vida. Isso porque fica impossível perceber *quem ela é* realmente. Quem está de fora percebe apenas que ela não é o que vende, mas não pode perceber quem ela realmente é.

Por isso, impedido de ver sua alma, o homem se limita a observar nessa mulher apenas o que ele pode acreditar ou usar... O corpo e as vantagens que tem em seu favor!

Aprendendo a ser você

1. A mulher precisa ser o mais espontânea possível, ou seja, **procurar aproximar a forma *como é vista* o máximo possível de *quem ela é* de fato.**

Se você achou confuso, leia de novo com atenção e acredite: esse problema é mais sério do que muitos imaginam e sempre fará seus possíveis relacionamentos darem errado, pois ou você nunca será encontrada por homens que desejam a mulher que você é de verdade, ou quando você for encontrada será desprezada pela insegurança que transmitirá ao homem, que a verá como um embuste e bloqueará seus sentimentos mais nobres.

2. Com base em sua pesquisa pessoal, é preciso *planejar* suas estratégias, valorizar seus pontos fortes e melhorar os pontos fracos. Sobre isso, você poderá encontrar dicas nas páginas a seguir.

3. De posse de suas ferramentas, com sua estratégia planejada, a meta deve ser *agir hoje*. Não espere o amanhã nem reclame do que deveria ter feito ontem; faça hoje! Basta que você identifique em que fase está. Se você não sabe identificar, comece do princípio: o primeiro P. Entenda que só o fato de começar a agir já irá mudar o "Como você é vista" para alguém mais confiável e seletiva.

4. Considere que não é apropriado pensar na sedução, ou seja, na fase da conquista, apenas como a fase mais gostosa de um relacionamento, em que você apenas vai curtir e deixar rolar. O indicado é passar a enxergar essa fase também como uma oportunidade de escolha séria e de testes, como a que antecede um grande negócio ou o início de uma família.

5. Nunca deixe a pesquisa de lado, mesmo (ou principalmente) nos piores momentos. Insista, procure saber a opinião de outras pessoas. Pesquise sempre; *atualize-se*.

Lembre-se sempre de que **o homem precisa se sentir "o escolhido"** e de que, para escolher, a mulher necessita ter segurança.

Seduzindo e negociando a busca da simbiose!

Simbiose. [Do gr. *symbíosis*, "vida em comum com outro(s)".] S. f. **1.** Ecol. Associação de duas plantas, ou de uma planta e um animal, ou de dois animais, na qual ambos os organismos recebem benefícios, ainda que em proporções diversas. **2.** P. ext. Associação entre dois seres vivos que vivem em comum. **3.** Fig. Associação e entendimento íntimo entre duas pessoas. (*fonte: Dicionário Novo Aurélio Século XXI.*)

A sedução, em algum momento, pode levar a uma relação amorosa perfeita por meio da simbiose.

Todas as atitudes que tomamos dependem de nossa filosofia de vida, de como entendemos acontecerem os fatos e de qual é a nossa opção de agir. Por isso, é preciso tomar cuidado com as formas distorcidas de olhar determinada situação; esse descuido poderá representar o risco de basear suas atitudes em um equívoco.

A arte da sedução existe e é para ser vista como parte do negócio da sedução, e todos nós adoramos tanto praticá-la como apreciá-la. Mas deve-se ter claro ao praticar essa "arte" que é preciso não se esquecer das cobranças. **A arte é aplicada para entreter um companheiro já exis-**

tente. Um marido, namorado ou alguém que já pagou ou está pagando o preço.

Lembre-se de que, quase sempre, antes de apreciar qualquer tipo de arte, seja no teatro, no cinema ou no museu, você precisa ter pagado o ingresso antes, pois, quase sempre, quando se apresenta qualquer forma de arte sem cobrar nada, naturalmente ela é desvalorizada. Você agora pode estar se perguntando: mas então onde entra a arte da sedução? Na vida real, como nos *trailers* de filmes, essa arte deve estar presente em pequenas amostras, apenas para instigar, por meio de comentários, forma de dançar, troca de olhares etc.

Tendo em mente que a sedução é uma arte, o comportamento terá bases platônicas, algo doado e não cobrado. Partindo do princípio de que arte é apenas para dar prazer ao admirador, até mesmo no relacionamento, que é o objetivo da sedução, não há como ela ser apenas uma doação. Agindo assim, já estaria errado desde o início.

Se o pensamento sobre a fase da sedução e da paquera for de que ela é um simples "jogo", você vai, certamente, se dar mal da mesma forma, pois, como já disse, **no jogo para que um ganhe, o outro tem de perder. Então, este também é um princípio inadequado para se iniciar um novo relacionamento.** Quem pensa em jogo sairá sempre perdendo. No âmbito dos relacionamentos, como o objetivo do jogo é a felicidade, a família, o amor, ninguém vai querer investir em um jogador.

Portanto, a melhor forma de não perder a objetividade é pensar em sedução como um ótimo negócio, uma simbiose em que as duas partes ficam felizes e satisfeitas. Descubra nas próximas páginas como se dar bem no negócio da sua vida.

Vender bem para atingir sua meta!

Você já reparou em como trabalham os vendedores? Eles têm como meta alcançar determinado objetivo, vender o produto e obter um resultado. E também usam essas técnicas para conquistar as mulheres que querem.

Assim, observe também que toda boa negociante tem marido ou namorado e que eles são apaixonados por elas. Acontece que elas contam com um trunfo em seu favor: sabem negociar. Philip Kotler, um dos gurus da administração moderna, afirma que "Todo negociante deve trabalhar arduamente para tornar sua linha de produtos obsoleta, antes que os concorrentes o façam!". Portanto, pesquise e amplie sempre seus limites sociais e sexuais, senão a casa pode cair!

Toda negociante é uma boa sedutora. Ela não só é capaz de vender como sabe comprar também.

Uma boa sedutora é aquela que seduz o homem certo, sabe usar as melhores armas para obter um bom negócio. Ela tem metas a atingir e estratégias para chegar a essas metas. Portanto, conhece também seu limite.

Não adianta ser uma mulher que "fica" com o homem que quiser se nenhum desses homens fica com ela no final. Aliás, sempre digo que "ficar", para nós, homens, na fase da sedução, não significa quase nada. Pelo menos no sentido de o homem usar isso como parâmetro para avaliar o interesse.

A avaliação real e verdadeira exige tempo e atenção. Para se ter uma ideia, existe um ditado entre nós, homens, que sempre funciona. Ele diz: Para aprender a se comunicar com uma mulher é preciso primeiro entender suas "caras" e reações. Para isso, seja irritante e desagradável e veja a cara dela; depois, magoe-a e veja a cara e depois a faça gozar e veja a cara dela. É assim que os homens agem para poder detectar com mais acerto o que sua mulher está pensando (sábio esse ditado, não é mesmo? O único problema é conseguir fazer a mulher gozar depois de irritá-la e magoá-la).

As mulheres também têm uma frase bastante conhecida: **"é fácil passar uma noite com um homem, difícil é mantê-lo para o café da manhã"**. Este é um bom exemplo dessa percepção de que ficar não resolve nada.

Considero este livro um complemento da minha primeira publicação, *Sedução: Uma estrada de mão dupla*, e mantenho meu compromisso ali assumido de não fazer demagogia. Portanto, uma vez mais afirmo que este livro é para quem realmente pensa que, para ser uma pessoa feliz e completa, precisa também saber interagir com o sexo oposto de maneira adequada.

Será que você merece mesmo ser feliz?

É preciso que as pessoas parem de simplesmente dizer que merecem ser felizes. Isso todo mundo merece! O necessário é que todos comecem a pensar em achar alguém com o propósito de fazê-lo feliz para sempre.

Essa é a verdadeira fórmula do sucesso tanto na sedução como na relação. Fidelidade e amor não se exigem; são uma conquista que deve ser mantida.

Fico realmente intrigado com homens e mulheres que simplesmente querem encontrar alguém que os faça felizes. Estes vão procurar bastante, mas não acharão nada!

As pessoas que buscam primeiro alguém para fazer feliz para depois ver se a merecem terão êxito rápido e certo.

O pensamento que todos deveriam ter é, na prática, o seguinte: **sei que sou capaz de fazer qualquer mulher (ou homem) feliz social e sexualmente, por isso saio à procura daquela (ou daquele) que mereça meu amor e irá me dar o devido valor.**

Conseguiu perceber a diferença? Assim você agirá com mais segurança e se mostrará muito agradável, uma vez que, naturalmente, fará com que a outra pessoa se sinta especial e procure retribuir o que recebe.

Todo mundo quer encontrar uma pessoa interessante

Qualquer um pode perceber isso, é só prestar atenção às pessoas que o circundam. Em especial, as mulheres dizem sempre isso.

O curioso é que, durante os meus anos de pesquisa sobre esse assunto, as pessoas que me falavam dessa forma não eram ou não faziam nada para ser pessoas interessantes.

Ao constatar este fato, passei a inverter a questão e perguntava: "será que um homem interessante se interessaria por você? Você acredita que, se cuidar para ser uma mulher bonita, inteligente ou de boa família, basta para servir como prêmio para um homem interessante? Será que ele deveria se apaixonar por uma mulher que depende de um homem interessante para ser feliz?". Com certeza, vai passar uma boa imagem, mas será que terá sustentação? A resposta provável é NÃO. Pense nisso!

É preciso acabar com essa mentalidade de que a outra pessoa vai ser obrigada a continuar com alguém, mesmo sem conteúdo. Hoje, há mais divórcios do que casamentos, isto é, quem não tiver competência não se estabelecerá. Relacionamentos de "empurra com a barriga" não vão se sustentar! Portanto, se você deseja ter uma pessoa interessante ao seu lado, antes de tudo procure ser uma delas.

O que é e como me tornar uma pessoa interessante?

Muito bem, depois de você entender que é dando que se recebe, vamos para a pergunta básica:

O que é e como me tornar uma pessoa interessante?

Simples:

Uma pessoa interessante é aquela que tem sempre algo a somar ou ensinar. A verdade é que, para ser uma pessoa interessante, é preciso apenas ser uma pessoa interessada.

Se analisarmos todas as pessoas interessantes que conhecemos, veremos que há uma coisa em comum entre elas, são pessoas atenciosas e interessadas em aprender e entender as coisas. Geralmente, são especialistas em algum assunto ou em suas profissões e, muitas vezes, consequentemente, acabam tendo boa situação financeira. Parte por sua própria capacidade, parte pela influência das amizades e amores conquistados no decorrer de sua vida.

Portanto, recomendo o cuidado de você não se preocupar apenas em achar uma pessoa interessante. Invista um pouco em cada assunto e principalmente nos que mais a "fascinam", olha que palavra bonita e instigante.

Se o seu caso for o de que encontrar o parceiro é atualmente o assunto mais importante para você, tudo bem; você pode até priorizar, mas controle-se.

Além de tornar-se uma pessoa mais agradável e cativante, ser interessante aos olhos do outro também lhe dará credibilidade e capacidade de fazer com que a outra pessoa se sinta especial e escolhida quando tiver sua atenção; ela vai dar muito mais valor e ter mais cuidado em planejar os programas que fará com você.

Pude comprovar na vida e entre amigos a péssima impressão que nos causa conhecer mulheres que acredito terem seguido a filosofia de investir em seus interesses e objetivos separando-os por etapas; ou seja, primeiro concentrando-se em estudar, depois no trabalho e em determinado momento da vida decidindo escolher um companheiro, um homem, uma família. No entanto, essas mulheres estão totalmente despreparadas, uma vez que, a meu ver, deveriam, na verdade, nunca ter negligenciado seu posicionamento e preparo. Bem, se você se enquadra na descrição acima, não se desespere; apenas procure restabelecer novos interesses em sua vida. Cursos, projetos, sei lá, mas só que, dessa vez, inclua no seu tempo investir no projeto de conhecer, conquistar e manter uma pessoa feliz com você sempre, para que você se torne uma pessoa mais interessante a cada dia e capaz de sentir-se e fazer sentir especial.

Vale lembrar que o assunto que mais interessa a todos está relacionado ao prazer sexual; portanto, é bom você se interessar e ser interessante nesse aspecto também.

Não fume

Sendo curto e grosso, machismo, preconceito, chame do que quiser, mas eu seria omisso se não mencionasse que fumar é um tremendo erro na fase da conquista séria. Veja: uma coisa que faço questão de lembrar sempre é que **aquele que "não está nem aí" para sua própria conduta é porque não tem interesse pessoal em você. Seu interesse pode ser apenas sexual, social ou profissional.**

Fumar significa para muitos que você não respeita seu corpo e também sua imagem.

Nesse caso, tanto o homem quanto a mulher, quando percebem que o outro é fumante, sentem-se um pouco decepcionados. Pelo menos aqueles que não fumam ou que, mesmo sendo fumantes, têm o bom-senso de planejar parar.

Do ponto de vista masculino e maduro (30 anos, em média), minha pesquisa revelou que esse homem procura, além de sexo e amizade, uma hospedeira para sua cria. Se a mulher for fumante, só servirá para ele como cadastro.

Homem não presta!

Parta do princípio de que os homens não prestam. Todos eles.

Sou muito convidado a participar de programas de entrevistas para falar sobre temas diversos que envolvem a interação de homens e mulheres e, num deles, o tema era amizade entre homens e mulheres sem interesse. Eu disse que isso só seria possível se esse interesse já tivesse existido, e que, por semancol dele, ficasse claro que não tinha nada a ver e que, na verdade, ambos poderiam ser amigos.

Veja que o que quero colocar é que, do ponto de vista masculino, para um homem se tornar apenas amigo de uma mulher ela tem ou de ser completamente indesejável para ele ou ele já ter tentado ou tido algo com ela e visto que não tinha realmente nada a ver. Também pode ser que ele não goste da fruta!

Não é um rótulo, nem pretendo ser polêmico; apenas faço essa colocação para que uma mulher entenda que não pode ouvir conselhos de qualquer homem por aí, pensando que ele é seu amiguinho. **Lembre-se de que nossa testosterona é mais forte do que nossa consciência.**

Apesar dessa visão meio pessimista da realidade, posso garantir que seria a situação mais segura. Para se ter uma ideia de como os homens são ardilosos em suas armações, vou citar uma das poucas frases publicáveis de um amigo casado:

"Duda (meu apelido), sejamos francos, 100% dos homens não prestam. Apenas concordamos que alguns prestam para que, estrategicamente, possamos sair com estes com o aval da esposa."

Homem totalmente confiável, só irmão.

O homem tem que acreditar em sua mulher!

Todos concordamos que hoje estamos indo bem rápido para a cama, certo? Mesmo que se espere um pouco mais, os amassos são muitas vezes mais íntimos do que uma transa. É preciso que tenhamos atenção para o que isso acarreta.

Antes, namorava-se anos, meses, antes de transar. Assim, dava tempo de abordar, com a calma e o jeitinho que só as mulheres têm, todos os percalços que pudessem vir a acontecer. Coisas como as preferências sexuais, os hábitos de higiene, os preconceitos. Sem contar que, do ponto de vista masculino, a essa altura do campeonato o rapaz já estava apaixonado ou gostando muito da garota. Aí, percebia que não tinha mais volta e assumia a situação.

O principal é que havia tempo suficiente para avaliar o caráter da garota, seu critério de avaliação, e assim acreditar nela. O homem sentia que era *realmente "o" escolhido.*

Hoje, com os novos tempos e a rapidez para chegar à transa, não dá tempo para que o homem se sinta escolhido. Isso acaba acontecendo por uma questão de oportunidade. Nós, homens, acreditamos que existem vários motivos para que as mulheres tenham esse comportamento, digamos, mais liberal.

Em minhas pesquisas, os mais citados foram:

- O desespero enganoso de algumas mulheres mais afoitas que acham que transar com um homem é conquistá-lo.
- As que acham que, se transarem com ele, fincarão a bandeira.
- As que analisam um homem pela lógica feminina.
- As que não entendem ou não sabem negociar novos relacionamentos; assim, ficam sujeitas a pegar qualquer oferta, mesmo que não seja feita nenhuma.

Bem, de qualquer forma, está claro para mim que o problema das mulheres em mostrar sua credibilidade está ligado a mostrar suas exigências. Ótimo! Então, é só ela ser exigente, certo? Porém, o problema é que essas, mesmo sabendo exatamente o que querem, não estão acostumadas a ser exigentes logo de cara. Seja porque são muito educadas, humildes, boas demais ou algumas bobas mesmo, elas preferem deixar isso para depois de obter mais intimidade com o rapaz. Só que, do ponto de vista do rapaz, essa atitude pode dar a impressão de que ela está liberando facilmente sua intimidade sem exigir nada! Logo, que crédito ele poderia dar a uma mulher que não pede nada em troca, que não cobra?

Para quebrar esse círculo vicioso, a melhor saída, tanto para os homens como para as mulheres de hoje, é o que considero e prego como a forma mais eficiente de iniciar a negociação da sedução ou um relacionamento: usar a tática da **intimidade instantânea**, ou seja, buscar a intimidade verbal o mais rápido possível.

Intimidade verbal instantânea

Foram muitos anos vagando de bar em bar, viajando pelo Brasil e pelo mundo, conhecendo e conversando com centenas de pessoas. Sempre que indagava sobre a maior dificuldade em encontrar a "mulher certa", excluindo a diferença de gostos (pois cada um tem o seu), no fundo a reclamação era sempre a mesma:

"Está se tornando impossível conhecer uma mulher como ela realmente é, seja de noite ou de dia, pois não se pode falar de nada mais íntimo que ela se assusta".

Ou, pior ainda:

A mãe manda agir de um jeito; os amigos, de outro; revistas, de outro; psicólogos, de outro; TV, de outro; livros, tias, grifes. Enfim, com tantas máscaras para colocar e testar, principalmente em cidades grandes que permitem essa brincadeira camuflada pelo tamanho do território, fica fácil perder sua própria cara.

Some-se a isso o fato de que, devido a tantos golpistas, pilantras, tarados e psicopatas soltos por aí, se acaba por adquirir a postura de que, por segurança, é melhor omitir detalhes de sua vida. Isso torna impossível conhecer uma mulher como ela realmente é. Logo, sem ter acesso a isso, ou ninguém se apaixona ou se apaixona pela máscara, que um dia cai e leva a paixão junto.

Veja como é grave essa afirmação. Se prestarmos atenção, veremos que realmente o que mais rola é só papo furado, do tipo onde mora? O que faz? Você conhece fulano? E beltrano? Até a hora que, sem nenhuma negociação, sai um beijo. Isso se o cara não te empatar a noite inteira!

Infelizmente, a única saída para esse marasmo ou círculo vicioso é: já que buscamos a intimidade física o mais rápido possível, que pelo menos tenhamos a verbal antes! Como sempre foi!

Falar sobre sexo ou necessidades fisiológicas, mesmo não sendo muito romântico, é uma excelente forma de estabelecer intimidade, negociar em bases sólidas e estrategicamente podendo acontecer sem se comprometer, pois permite testes.

Nos assuntos sexuais do tipo: Qual sua preferência? O que você não faria? Você se masturba?; ou escatológicos do tipo: "Nossa, tive uma diarreia na praia uma vez! Acredita que vomitei em tal lugar? Puxa, soltaram um pum na igreja!", você verá que as reações de cada um serão muito mais fiéis à sua personalidade real.

É claro que as apresentações devem seguir o protocolo formal: nome, profissão, o que estudou etc. O que quero dizer é que vale mais a pena você se decepcionar com as atitudes e formas de pensar de um cara que disse coisas com as quais você não concorda em hipótese alguma ou que reagiu em desacordo com sua expectativa, após ouvir suas histórias nojentas ou sexuais.

Voltar para casa decepcionada, mas intacta física e moralmente, já que você não ficou com ele, é muito melhor do que deixar o papo furado correr e acabar ficando com o cara que só depois você vai saber que não servia para você. Se isso acontecer, como é que você vai se sentir? Você poderá se sentir usada, enganada, uma vagaba, imagine! Já vi muitos casos em que, porque a garota pensa que está tudo maravilhoso (claro, o homem não mostra sua verdadeira cara), ela deixa rolar e acaba transando com tipos que, no dia seguinte, soltam comentários do nível: "Gata, deixa de frescura, ontem você me fez até um boquete!"

Fiz sexo oral sem transar. Lógica, ilógica

Entrevistei várias mulheres, durante anos, e a grande maioria delas já chegou a fazer sexo oral no parceiro antes mesmo de ir para a cama com ele. O que é normal quando ela sabe, está consciente do que está fazendo e com quem está fazendo. Mas encontrei também muitas que, por ímpeto ou pressão, fizeram sexo oral no primeiro grande amasso, que ocorre geralmente na segunda saída (primeira depois do dia que se conheceram). E algumas fizeram isso na primeira vez em que ficaram com o cara. Acontece que essas, depois, ficam com a mesma encucação:

• Será que ele me achou uma vagaba? Não quero que ele pense que faço isso com qualquer um.

• Pelo menos não transei com ele; assim ele está vendo que eu não sou "fácil"!

• Mas será que as outras também fazem o que eu fiz logo de primeira?

Resposta: Se você se fez alguma dessas perguntas, então ele deve ter achado mesmo, pois ele deve ter percebido sua insegurança.

Explico: quando você faz algo que você mesma não aprova, como passar dos seus limites, por exemplo, mostra insegurança nos seus atos ou, no mínimo, descontrole sobre sua libido. Para nós, homens, pelo menos para a maioria, isso é leviandade. Significa que você é uma garota não confiável.

Mulheres, um conselho de amigo e que fique bem claro: **para nós, homens, sexo oral ou transa é tudo transa. Só o Bill Clinton para dizer que sexo oral não é sexo!** Então, se o assunto for limites para amasso, ou seja, se você achar que está pronta para fazer sexo oral nele, mas não para transar, é porque não estava pronta nem para beijar!

Sou obrigado a frisar muito isso, pois tive vários relatos de mulheres que afirmavam acreditar na compreensão dos homens e que deveriam ser consideradas "mulheres difíceis" (palavras delas), pois demoravam para "dar", mas davam uma boa relaxada no garoto logo na primeira noite, para, com isso, deixá-lo apaixonado! Lógica burra!

Como ser boa de cama sem deixar de ser uma boa mulher

Como já citei, um dilema feminino que se torna desespero para os homens apesar de todas conhecerem o velho ditado: "mulher tem de ser uma puta na cama e uma dama na sociedade", e de eu já prever que um dia esse problema deverá ter fim, ainda é o fato de que, na maioria das vezes, quando encontramos uma mulher boa de cama ela seja uma vadia e quando achamos uma boa mulher ela seja uma travada sexual que transa de gorro e meias três quartos!

Bem, o que vou dizer agora é minha opinião. Se você não se preocupa com, ou não se enquadra no que vou dizer, pule este capítulo. Sempre me fazem esta pergunta em consultas, por isso achei importante abordar a questão.

Primeiro de tudo, vadias e prostitutas sempre existirão; então, use-as em seu favor e não perca o seu precioso tempo tentando acabar com elas.

Desse modo, vou dar a receita, mas não explicar os muitos porquês, senão este livro iria ficar do tamanho de uma lista telefônica!

Administre seu tesão.

Masturbe-se e goze diariamente por 10 dias seguidos no mesmo horário. Mesmo que você tenha tido um dia péssimo ou transado, comece, pois você consegue!

Adquira afinidade com a sacanagem.

Compre umas revistas pornográficas, veja fitas de vídeo (detalhe importante: não pegue revistas ou fitas antigas, pois você perderia a oportunidade de ver as tendências atuais, como a depilação, posições e fantasias mais frequentes). Visite um *sex-shop*, leia o livro *Sedução: Uma estrada de mão dupla*, procure assistir a *strip-tease* masculino, feminino e, se possível, faça um curso. Nesses ambientes há muitas profissionais, se você quer ser uma puta na cama, precisa ao menos vê-las trabalhando.

Troque informações com suas amigas, íntimas ou não!

Parem de dar apenas detalhes sentimentais e passem a discutir técnicas e possibilidades. Este item é tão importante que será tratado no próximo capítulo.

Lembre seu ginecologista de que sexo não é só para reprodução.

Peça opinião sobre coisas como o melhor dia para receber sexo oral, melhor posição, cremes, dúvidas etc.

Nunca diga nunca. Diga: talvez um dia, nunca pensei no assunto, ou alegue ainda não estar preparada ao ser indagada ou convidada para a realização de uma fantasia, mesmo que tenha certeza hoje, pois nunca se sabe o dia de amanhã.

Como toda puta, cobre antes de dar o sexo, já que assim estará cuidando do seu coeficiente sexual. Faça como a puta que, se não receber, não faz sexo; a boa mulher, se não recebe o retorno desejado, deve deixar o homem literalmente "na mão" (cinco contra um, entende?).

Cuide normalmente de sua imagem, não passe a se vestir diferente de sua personalidade, a diferença é essa, seja a puta só para quem te merecer e pagar!

O homem se apaixona por coisas que viu e sentiu antes e depois do sexo não por "coisas" que você faz na cama. Apesar de eu ter de admitir que muitos homens ainda cometem esse engano, mais tarde acabam percebendo que passamos mais tempo em pé do que deitados.

Para ser boa de cama, você precisa adquirir a filosofia da sacanagem para usá-la nos momentos apropriados. Hoje, imagino que basta a mulher cultural e socialmente certa encontrar o homem certo, que ela poderá se transformar na puta.

O primeiro amasso: teste para saber o grau de intimidade da sua amizade.

Você tem pelo menos uma amiga realmente íntima? Se não tem, é bom arranjar uma. Se você não sabe o que é preciso para ter uma "amiga íntima", veja que precisa saber algumas coisas importantes sobre ela:

Você sabe se ela se masturba? Você sabe como ela se masturba? Você sabe se ela faz sexo oral?

Você sabe se ela engole o esperma?

Você sabe se para ela é normal fazer um sexo oral no rapaz no primeiro amasso?

Você sabe com quantos homens ela já transou?

Para começar, está bom, mas aproveite para checar os questionários no final do livro ou no site www.seduzir.com.br e não deixe de ver o que as outras mulheres já responderam. Para os homens existe o questionário de avaliação do comportamento sexual masculino.

Certa vez, entrevistei duas mulheres que se diziam totalmente íntimas. "Nós contamos tudo... tudinho, uma para a outra!", diziam, e submeti-as a alguns testes. Descobri que não sabiam coisas que acredito serem de suma importância para amigas íntimas. Por exemplo, se a outra se masturbava, se gozava e também o que cada uma fazia no primeiro amasso.

Foi interessante ver a expressão da primeira quando a segunda revelou tudo o que ela não sabia, até uma história que havia sido contada como tendo se encerrado com um beijo de boa-noite e, na verdade, chegou até a um boquete. "Não falei, porque achei que você ia me achar uma vagaba", desculpou-se uma das mulheres.

Então, a primeira mostrou-se aliviada, pois não só já tinha feito o mesmo como teve o mesmo receio.

É comum isso acontecer entre amigas, o que acaba por causar um grande problema. Como uma não sabe o que a outra está fazendo, ambas se sentem inseguras para contar e trocar informações. Se o fizessem, poderiam trocar experiências e ter outro sentimento, como "sei o que estou fazendo e com quem estou fazendo". Assim, mesmo o cara mais preconceituoso perceberia que foi escolhido.

Fluxograma da paixão masculina

Nós, homens, seguimos mais ou menos o mesmo fluxograma no processo de nos apaixonarmos por uma mulher. Esse fluxograma entra em ação quando o homem vê a possibilidade de ter encontrado a mulher de sua vida, a "mulher certa".

O fluxograma é o seguinte:

- Ele acha uma mulher atraente. Pode ser à primeira vista ou não.
- Ele começa a apreciar com desejo seus atributos físicos e seu comportamento sexual.
- Prepara-se para a abordagem, já imaginando antes como seria o seu beijo, o toque e até mesmo o sexo (pensamos assim para nos preparar para a fase mais complicada, pois sabemos que, no futuro, ao mesmo tempo em que seduziremos, teremos de manter uma ereção). Lembre-se de como é difícil ser homem!
- Já acredita que a mulher poderá não ser mais uma cadastro. Mesmo sendo o mais cafajeste do bairro, porta-se como um perfeito gentleman.
- É apresentado à mulher ou ele a aborda.
- Fica encantado com o seu jeito, o charme, a personalidade.

• Admira-se por descobrir que ela tem qualidades escondidas, as quais descobre no papo.

• Passa a respeitar mais a garota, tomando cuidado com o que fala e faz. A química começa a agir, mistura de tesão com ansiedade gostosa.

• Parte para conseguir o primeiro beijo com classe.

• O próximo passo é o primeiro amasso, para sentir a relação da mulher com a própria sexualidade. Geralmente, este é o momento em que ele a questiona e avalia o limite sexual dela e forma sua própria opinião expressando suas intenções sexuais (dá uma forçadinha na barra para ver o que ela faz).

• Depois do amasso, ele começa a checar se ela de fato o escolheu ou se apenas caiu no papo. Isso é feito questionando a forma usada por ela para escolhê-lo: ele faz uma retrospectiva mental – Você já tinha me visto? Você me achou atraente?

• Ele só acredita seguramente que foi escolhido analisando as respostas e atitudes dela.

• Trocam telefones.

• Ele fica impressionado e até incrédulo com relação a ela.

• Ele decide dar uma condição de desenvolvimento e põe a garota em primeiro plano, priorizando os programas com ela, chegando até a cancelar baladas ou viagens já marcadas.

• Investiga-a socialmente por tempo que pode levar dias ou até meses; ainda não acredita que achou a mulher certa.

• Desespera-se e tenta pensar mal dela, fantasiando que ela é vagaba e oportunista e que pretende acabar com a sua liberdade.

Porém, a verdade é que:

• Está completamente apaixonado; percebe que foi dominado.

• Questiona seus objetivos, repensa seus valores, perde totalmente o controle.

• Enfim, percebe que encontrou a mulher certa, namora, fica bobo e se casa. A possibilidade de ter filhos com ela já não o deixa em pânico.

Adoraria fazer um paralelo com o fluxograma da paixão feminina, mas não me acho competente para isso, então se as leitoras me enviarem sugestões, quem sabe posso colocar na próxima edição. É só enviá-las para: autor@seduzir.com.br.

Investigação social

No fluxograma da paixão masculina, cito a investigação social rapidamente. Acredito que seja bom reforçar esse momento da sedução, que é certo na cabeça do homem e muitas mulheres ignoram.

Preocupe-se com sua imagem, com aquilo que seus amigos e conhecidos pensam de você.

Quando um homem deseja fazer uma investigação social a seu respeito, "joga verde" para saber os lugares que você conhece ou frequenta, pega referências sobre você com seus próprios amigos, pesquisa com quem você já ficou, como ficou, com quem já transou, enfim, o básico.

Por vezes, tenta saber mais até com suas amigas e inimigas. Se a mulher puder se antecipar e souber o que podem dizer sobre ela, isso poderá ajudá-la a posicionar-se de forma segura e enfrentar possíveis acusações ou cismas.

Tenha em mente que, de qualquer forma, o importante é estar segura e deixar claro que você fez a escolha. Imagem é tudo.

O homem tem grandes medos, dentre eles os dois maiores: brochar e o ser corno.

Nessa fase, toda cautela é pouca; é quando ele vai decidir se você vai ser a namorada ou mais uma cadastro.

Brochar e ser um corno. Os dois maiores medos dos homens

Penso que as mulheres devem saber que, durante a fase em que estamos conhecendo uma nova mulher, estar na pele de um homem não é fácil. Acontece que também temos nossos medos. E esses medos vão refletir diretamente na negociação e escolha da fêmea.

O medo de brochar acaba refletindo em nossa preocupação com o comportamento sexual da mulher, antes de tudo. Por isso, aquelas que se mostram mais fáceis atraem a atenção dos mais afoitos, pois vendem a ideia de que eles não terão dificuldade em manter a ereção e de convencê-la a liberar o sexo. Veja como é dureza: imagine a cabeça de um cara quando está com uma garota nos primeiros amassos:

Seduzi-la aos poucos, forçando sempre a barra, mantendo a ereção, usar as mãos, beijá-la na boca e no pescoço, manter a ereção, puxar a mão dela para o "garotão", manter a ereção, ela mexe errado, manter a ereção, estou num lugar seguro?, manter a ereção, convencê-la a liberar, manter a ereção, masturbá-la, manter a ereção, não gozar para ela não pensar que sou precoce, manter a ereção, pensar em muita sacanagem com ela para manter a ereção, mas não poder falar o que pensa, e manter a ereção. Não é fácil, não!

Agora, quanto ao medo de ser corno, aí é que tudo acaba de complicar!

Além de tudo, o que citei acima, o cara ainda precisa avaliar se foi escolhido, se ela sabe o que e com quem está fazendo, se não faria o que está fazendo com você ali com qualquer um... E manter a ereção!

Espero que agora tenha ficado claro o quanto é importante falar sobre sexo e pontos de vista antes de chegar ao sexo efetivamente. Os dois poderão reduzir sensivelmente suas dúvidas e ansiedades, sem o peso de tanta responsabilidade e conscientemente decididos. Então, tudo ficaria mais fácil: sedução, sexo e amor.

Namorar, todos namoram...

Hoje, o caso é saber se o homem realmente tem interesse em ficar com a mulher para sempre. Existem muitos relacionamentos sendo "empurrados com a barriga". Na minha opinião, quem tiver mais a perder é que deve tomar a atitude de acertar a situação.

É natural que a mulher, em determinado momento da relação, exija do homem uma atitude. Porém, sugiro que isso seja feito com muito cuidado. A forma mais comum costuma ser quando o homem percebe que a mulher não está afoita, mas a família está pressionando. O homem pode até ficar revoltado com a situação, mas se estiver bem-intencionado vai se manifestar. É claro que, em vez de um pedido de casamento, pode acontecer um rompimento.

De qualquer forma, acaba sendo bom, pois assim a

mulher descobre efetivamente que ele não pretendia ficar com ela ou, pior, que ele até poderia se casar por obrigação e depois ficaria infeliz, traidor ou problemático. Ou a deixaria assim.

É preciso entender que todos têm o direito de errar, mas nunca devemos nos conformar. Nem que sejam várias as derrotas, precisamos lutar sempre.

Aqui vai uma frase que direi muito: se você não se valorizar, ninguém fará isso por você. E mais: se você não se valorizar, nenhum homem vai se sentir especial com você, tampouco a enxergará como uma mulher seletiva. O resto você já sabe.

Para analisar um homem com relação ao seu interesse futuro, comece por avaliar o aspecto sexual. Isso é básico. Se o homem demonstra insatisfação ou sinaliza fantasias não realizadas, isso pesa muito. Veja que digo isso para que você avalie e pense; de forma alguma pretendo induzi-la a simplesmente realizar as fantasias dele. **Afirmo que todo homem quer encontrar em sua companheira a puta, a mãe e a amiga, precisamente nessa ordem!**

Ser amiga, muitas vezes, significa estar apta a ir para a balada com ele: bares alternativos, boates de *strip-tease*, enfim, para a sacanagem.

Não se baseie nas aparências nem espere que ele se manifeste; tome a iniciativa de questioná-lo você mesma. Porque um homem, por mais puritano, ciumento e tradicional que possa ser com sua namorada do tipo transar de meias e de luz apagada, pode estar estupidamente ocultando seus desejos e frustrações, fazendo uso de uma garota qualquer, pagando ou não, para realizar essa função, sem o menor sentimento de culpa.

Mulher arisca ou seletiva?

A mulher tem a vantagem de poder fazer sexo com quem quiser e também com quem não quiser. O homem, por depender de ereção, precisa pensar antes, estar seguro do que está fazendo, por isso não sente arrependimento.

A mulher que não pensar antes de fazer sexo e vier a se arrepender, carregará o peso da culpa a partir do dia seguinte. E isso a deixará arisca.

Esse arrependimento transforma-se em uma bola de neve. Ela conhece um homem, arrepende-se do que fez com ele, se ferra, fica arisca. Um outro homem a conhece, percebe que é arisca e pensa: "essa mulher já se ferrou muito", o que, traduzindo, para ele quer dizer que ela já passou pelas mãos de muitos. Conclusão a que ele chega: não vou dar condição. Ele também só tira casquinhas e pula fora.

Enquanto isso, ela fica cada vez mais arisca e, consequentemente; mais insegura para os próximos relacionamentos. Repito: insegurança em mulher madura pode ser vista pelos homens como leviandade.

Aqui cabe a diferenciação entre ser seletiva e arisca.

A mulher seletiva é segura e entende ser valiosa e sabedora do que quer para si. Pode conversar com qualquer homem sem medo de perder o controle. Caso bata de frente com um cafajeste, impõe respeito ou coloca-o para correr. Ela se preocupa em escolher o seu homem apenas entre pretendentes qualificados.

A mulher arisca é insegura e não sabe o seu valor. Sabe que quer um relacionamento com um homem, mas tem autoestima muito baixa; não sabe especificar que tipo de homem poderia interessá-la. Morre de medo de encontrar cafajestes pela frente, pois se sente fraca e não sabe se livrar deles. Acaba caindo em qualquer papo. Tenta fazer a relação dar certo com todos os homens que aparecem no seu caminho. Acredita que vai encontrar seu homem, mas age como se todos estivessem qualificados.

Quero deixar claro que as posturas definidas ocorrem mais quando as mulheres estão na caça, na balada. São os tipos mais frequentemente comentados pelos homens. Porém, existem outros rótulos: mulheres vagaba, mulher para casar, mulher que pensa que não tem mais direito de escolha, prostituta, pirralha... Para não ter de se preocupar em ser indevidamente rotulada, é só saber o que quer e aonde ir.

Conceito de fidelidade

O conceito de fidelidade varia de pessoa para pessoa, dependendo de seus valores e de sua criação. Consequentemente, a traição também é um conceito relativo a cada um.

Como não podia deixar de ser, entre homens e mulheres também cada um tem sua forma de ver. É bom sempre ter certeza disso e lembrar-se de que a lógica masculina é, geralmente, inversa da feminina. Portanto, não cometa o erro primário de avaliar um homem pela perspectiva das mulheres e vice-versa.

Realizei uma pesquisa com homens e mulheres, em que fiz a seguinte pergunta, aliás, responda você também:

O que é pior: saber que ele transava com você pensando em outra ou que ele transa com outra pensando em você? (Veja como é curioso: as respostas de homens e mulheres foram quase sempre opostas.)

Estive trabalhando com casais que fazem *swing* (troca de casais) e também pude ver como os conceitos foram mudando, no decorrer do relacionamento. Eles eram ciumentos e monogâmicos. Foram mudando, mudando, até chegar aos dias de hoje, quando afirmam que não estão traindo quando transam com outros com o consentimento do parceiro. Do outro lado, temos alguns radicais para os quais o simples fato de uma mulher estar desacompanhada em um ambiente em que se encontra outro homem já é uma traição.

Na Internet, mulheres e homens casados fazem sexo virtual com desconhecidos. Sei de casos de casais de namorados que se separaram porque ela o pegou vendo site pornô na Internet, outro largou da mulher porque ela teclava com outros homens em salas de bate-papo virtual.

As casas de prostituição vivem lotadas de gente que alega que o simples contato físico sexual não é traição. Para se ter uma ideia, é muito comum homens irem a essas casas acompanhados de seus cunhados e até sogros! Pois eles creem que um cara nunca vai se apaixonar pela prostituta e largar a irmã ou a filha deles. Porém, o mesmo sujeito será trucidado se mandar flores para outra qualquer! Para muitos homens, para ser traição, só se envolver afetividade. Para outros, ainda, beijar (ficar) não é traição.

É comum a mulher perdoar uma traição, digamos, física do homem quando percebe que não houve envolvimento sentimental. Já para os homens o comum é o cara não dar tanto valor em saber que uma mulher de interesse dele, esteja apaixonada por outro, desde que não tenha transado com o cara.

Bem, a moral da história é que cada casal tem sua conduta moral e expectativa de fidelidade. Não devemos julgar ou mesmo querer estabelecer o que é ou não certo. Apenas observar, entender e aceitar que os conceitos são diferentes e podem mudar.

O principal objetivo deste capítulo é dar à mulher e ao

homem a chance de poder discutir este tema, que, com certeza, tem grande peso na definição tanto da personalidade de uma pessoa como no futuro de uma relação.

Principalmente por estarmos tratando da fase inicial dos relacionamentos, a da sedução, esta pode ser uma forma de verificar as intenções do outro, pois mostrará se há ou não o interesse em dar continuidade, se há ou não uma preocupação com os valores do outro só pela atenção que o indivíduo der ao assunto.

Você poderá fazer sua avaliação enquanto aproveita para conhecer melhor o outro. Para facilitar, discutam e reflitam sobre as frases a seguir:

- A fidelidade não se exige; conquista-se a cada dia apenas agradando e seduzindo. É como andar de bicicleta: se você parar de pedalar, cai!
- Alguns homens com quem conversei traíram pelo que chamam de “fim da sacanagem” na relação.
- Sexo e amor são duas coisas completamente distintas, mas para dar o melhor sexo a um homem a mulher precisa amá-lo muito, sem nunca deixar de amar a si própria.
- Quando o motivo é sociocultural, só vemos duas opções: a separação ou o conformismo.
- Quando a personalidade está bem definida na fase da sedução e o amor-próprio está OK, se ele e ela se escolherem e negociarem, serão felizes para sempre.

Outro fator discutível sobre os escorregões masculinos é a curiosidade sobre o comportamento sexual de determinada mulher, uma vez que as mulheres ainda não são homogêneas nesse aspecto, mas logo se tornarão.

Hoje, a mulher tem acesso ao mesmo erotismo e a estímulos que os homens, e ao mesmo tempo. Sem contar que ela está encontrando coragem e locais (sites) em que ela pode se comparar, ensinar e aprender com outras mulheres, adquirir segurança e ter ideias para satisfazer e surpreender o parceiro. Artifício que nós, homens, sempre utilizamos trocando informações entre nós mesmos. Em última instância, isso significa que se, sexualmente todas as mulheres estiverem equivalentes, não haverá tesão em trair a parceira, mas sim fazer algo muito mais excitante, explorá-la mais e mais.

Traição sexual, isso vai acabar!

Do ponto de vista masculino, achamos que a traição sexual está com os dias contados, em razão dos seguintes motivos:

• Tecnológico – com o avanço das tecnologias que prometem a localização de pessoas, como o chip, que pode ser colocado sob a pele, o sistema GPS e o telefone celular com imagem, será quase impossível mentir sobre o local em que está.

• Experimentação e bom-senso – este será o principal motivo, pois não vemos a necessidade de trair a mulher após escolhê-la, testá-la e retestá-la, já que estamos vivendo nos tempos do "*test drive*", sexual e socialmente falando. O casal pode experimentar viver um tempo junto antes de se casar, mesmo que seja em pequenas viagens ou finais de semana.

• O liberalismo hoje, os homens podem conseguir realizar suas fantasias com as próprias esposas; isso vai eliminar completamente o tesão até de pensar em outra mulher. Sem contar que, a partir da realização de suas fantasias máximas, o casal poderá evoluir junto e gerar a cumplicidade necessária para firmar uma relação forte, à qual o homem dará muito valor, mais do que nunca.

Casais que passaram por isso atestam que o homem se "reapaixona" por sua mulher, com mais intensidade até do que da primeira vez. E o fato é que, se um homem falou, tenha certeza de que os outros vão querer conferir. Por isso, mulheres, preparem-se para saber seus limites.

Geração *test drive*

Hoje é muito comum vermos casais de namorados vivendo juntos, namoradas que têm disponibilidade e liberação da família para passar fins de semana ou dormir de vez em quando na casa do namorado.

Essa é uma característica do nosso tempo que devemos entender que pode ser e é o motivo de muitas mulheres estarem casadas e muitas mais estarem ainda solteiras.

Veja que nenhum cara quer voltar mais de barriga vazia e tenda armada para casa ou ter de acordar de madrugada e sair logo depois da transa para levar a namorada para casa. Depois dos 30 anos, então, é ridículo.

Não quero criar estereótipos; apenas estou dizendo a verdade. Então, o homem pensa: se existem tantas mulheres com essas qualificações disponíveis, por que sofrer?

Se a mulher vir que as intenções do cara são realmente boas, se ele estiver querendo regularidade e namoro, se tem condições para isto, se já tem histórico de ter vivido (morado) com uma mulher, você deve rever seus protocolos familiares.

É importante mencionar isto, porque muitas mulheres, por respeito aos pais, não querem afrontá-los nem decepcioná-los assumindo que possuem vida sexual com o namorado. Desse modo estão sendo, digamos, prejudicadas, devido a esse detalhe.

Credo! Você deve estar pensando: será que eu tenho de morar com todos os caras com quem transo e ainda decepcionar meus pais?

A resposta é não! Nunca! O respeito aos valores de sua família tem de ser sagrado. Estando isso bem claro, porque alguém tinha de mencionar, espero poder levantar o assunto para que seja discutido e negociado, para aumentar a tolerância dos pais ou paciência do parceiro; para que todos se entendam e que não seja por isso que um namoro não vingue.

Lembre-se: não faça nada, a menos que tenha certeza do que está fazendo.

O que penso de uma mulher ser amante

Sempre me perguntam sobre o que eu penso das mulheres que se sujeitam a ser amantes. Pois digo novamente que, elas se dividem em dois tipos: as que sabem o que estão fazendo e as que não sabem.

As que sabem — Aquelas que têm clara sua posição são amantes, têm consciência disso e só elas sabem. Curtem o parceiro e tiram dele o que querem sem nunca perder nada; só ganham. Por exemplo, sexualmente, sempre gozam e ainda usam o homem para realizar fantasias bizarras ou não. Elas têm no homem um cúmplice confiável; ele não vai abrir a boca, porque quem tem mais a perder é ele. Repito: ninguém sabe que elas são amantes. Não misturam sexo com amor.

As que não sabem o que estão fazendo — Certa vez, pelo rádio do carro, ouvi uma pérola da sabedoria popular, sabiamente colocada por um psiquiatra chamado Dr. Isaac, que cai como uma luva aqui: **"A merda é fedida, mas é macia e quentinha"**.

Essa frase retrata bem a situação de muitas mulheres amantes que se conformam com a situação e até aprendem a apreciar sua condição.

Esse segundo tipo de mulher dá muito mais do que recebe, apresenta pobreza de espírito e até fraqueza, espera que o parceiro um dia lhe dê valor. O problema é que ela mesma não se valoriza; então como pode esperar que ele o faça? E, ainda, gosta de contar para todo mundo que é amante, orgulha-se de ter alguém.

Ora, vamos! Ela não tem ninguém!

O pior é que, agindo dessa forma, fecha todas as portas para a entrada de alguém. Se essa mulher não sair dessa, vai se dar muito mal. Se você for uma amante desse tipo ou conhece alguma, incentive-a a sair dessa ou que, pelo menos, evolua para o tipo que sabe o que está fazendo.

Você tem namorado?

Parece uma pergunta boba, mas não é.

Vou perguntar de novo e quero que você responda sinceramente antes de ler.

Você tem namorado?

Se a resposta for objetiva — *sim* ou *não* — rápida e firme, ótimo.

Mas se foi algo como: mais ou menos, estou enrolada, ainda está indefinido ou mesmo silêncio com cara de dúvida, as coisas não vão nada bem.

Você é uma forte candidata a ser só uma cadastro. Analise comigo: como pode uma mulher direita, de família, sexualmente liberada e decidida que não sabe sequer se está namorando ou não?

Se um homem estiver realmente interessado em você, sua insegurança e hesitação em responder soará como um alerta de desclassificação. Algo como: ela tem namorado, mas mesmo assim quer me testar para ver se sou uma opção melhor. Ou: ela está se sujeitando a ser um caso ou uma amante? Sei lá o quê, mas, de qualquer forma, não é confiável; não vou me apaixonar senão vou me dar mal; é melhor cair fora ou deixar como cadastro.

Sua resposta deve ser firme, consciente de sua situação.

Para você entender o que digo, imagine-se perguntando a um homem se ele é *gay*. A resposta não pode vir com coisas do tipo: hummm... veja bem, não estou bem certo... Ou é ou não é, concorda?

Bem, que fique bem claro que temos o hábito de perguntar coisas assim justamente para, mais do que ouvirmos a resposta, percebermos o tom dessa resposta, que é o que vale mais para nós. A melhor coisa é ter bem definida sua posição, para não vacilar nunca.

A mulher certa

O homem busca incansavelmente a "mulher certa" e, enquanto não a acha, muitas vezes passa o tempo com a errada mesmo.

Essa busca pode ser muito longa e trabalhosa.

Existem vários fatores que cada homem procura e, certamente, irá testá-los o máximo que puder para achar essa mulher.

Pode-se dizer que essa atitude masculina provém de uma série de problemas psicológicos ou insegurança. E é, mas e daí? Por acaso as mulheres querem que sejamos displicentes em nossas escolhas? Isso é impossível.

Até o homem decidir para quem se entregará, agirá como um animal; uns mais, outros menos racionais, mas sempre por instinto.

É muito comum o homem passar pela fase da quantidade. Aí, ele acredita que, se ficar, pegar, catar, agarrar — seja qual for o verbo que preferir — a maior quantidade de mulheres numa noite, estará se preparando para quando achar a mulher certa para ele.

Uma das coisas verdadeiras nessa fase é que ele está testando o processo de seleção da garota.

Penso que as mulheres devem levar essa informação muito a sério, pois muitas acham que os homens aceitam que elas beijem ou "fiquem" fáceis. Elas acabam ficando com rapazes que, muitas vezes, as incentivam (mentindo), o que é normal, só para tirar proveito da cadastro da vez. Eles são capazes de dizer que é normal ficar por ficar, transar por transar etc.

Volto a falar: o que realmente interessa é o que você pensa disso e seguir sua própria consciência.

Cabe lembrar que os homens não têm a menor consciência de nada quando assunto é sexo, e os poucos que têm consciência possuem uma péssima memória.

Para que não me interpretem mal, resumo a ideia:

Se a mulher for beijar um homem no dia em que ambos se conheceram, o típico "ficar", é importante que se mostre seletiva. Do contrário, muito provavelmente será tomada como leviana e colocada no cadastro.

O lado bom é que todo homem sonha com a paz que a mulher certa irá proporcionar, seja ele o bom moço, o príncipe ou o cafajeste. Ele sabe que a mulher certa irá lhe custar caro, pois todas sabem o que querem, vão cobrar atenção, carinho, cuidados, romantismo, satisfação, sucesso, respeito e bom relacionamento.

Assim, se é para pagar caro, é preciso que o homem tenha suas expectativas alcançadas. Para se ter uma ideia do nível de exigência, coloquei abaixo, na íntegra, os atributos citados por homens selecionados em pesquisa sobre a mulher certa:

- Aquela que me fará desejar voltar para casa.
- Aquela que é meu norte, minha referência familiar.

• Aquela que merece receber sexo oral, até mesmo menstruada. (Explicando o que esse rei da sutileza quis dizer que ele vai amá-la tanto que sentirá prazer em só dar prazer a ela; não terá nenhum nojo daquela criatura.)

• Aquela que vai me colocar nos eixos e me tirar da galinhagem.

• Aquela que vai me deixar de cabeça livre para trabalhar, pois não vou mais precisar ficar procurando a melhor trepada.

• Aquela que é sempre a protagonista das minhas fantasias sexuais, seja sozinha ou acompanhada, mas sempre com ela.

• Aquela que terei orgulho de apresentar às pessoas importantes para mim.

• Aquela com quem vou transar sem camisinha e ficar feliz se ela engravidar.

• Aquela que irá me fazer um homem melhor a cada dia.

Ah! Como sonhamos com isso. E sabemos que isso não é sonho, porque vemos muitos amigos que se casam e vivem felizes. Você nunca viu? Eles existem, sim, você verá!

O que muitos homens precisam entender é que, se determinada mulher não presta, não significa que todas não prestem. O mesmo podemos dizer dos homens e dos casais.

A mulher certa será aquela que, de tão especial e única fará o seu homem melhor a cada dia, pois ele tem medo de perdê-la. Ele precisa sentir que, por mais idiota, egoísta e mesquinho que possa ser, tem a segurança de ser amado por ela. Tal qual sua mãe, que o ama incondicionalmente. Que saberá castigá-lo, mas, o principal, também saberá perdoá-lo.

Esse sentimento funcionará como freio nos momentos em que o homem precisar ser freado. Ajudará a elaborar a hora certa de fazer as coisas, de gastar o dinheiro. Será a verdadeira mola propulsora nos momentos de inércia.

Imagem é tudo, preserve a sua

Uma coisa todos sabem: a primeira impressão é a que fica e mudá-la é difícil, quando não impossível; por isso, o momento da abordagem ou o de ser apresentada é crucial.

As mulheres seletivas deveriam parar de ser falsas e hipócritas com relação àquelas que não se valorizam. Deveriam "botar pra correr" rapidinho qualquer mulher desse tipo que estivesse no mesmo local em que elas se encontrassem, mas sei que isso é muito complicado e utópico; então, pelo menos dê um jeito de mostrar que você é diferente, nem que tenha de sair do local.

Nós, homens, somos estúpidos em muitas coisas. No entanto, não deixamos de manter certa lógica. Se em um lugar tem mulher galinhando, concluímos que a maioria das mulheres daquele lugar deva ser galinha. Portanto, não deixe de se posicionar; não deixe essas mulheres invadirem o seu espaço ou não se misture.

Saiba que os homens são os primeiros a chamar a atenção daquele que estiver dando mancada, sendo babaca ou nojento. Até mesmo *gays* (nada contra) têm de tomar cuidado em bares hétero. Se desmunhecar muito explicitamente, pode acabar se metendo numa briga, pois os homens podem achar que ele vai queimar o filme de outros que estão no bar, estragar a cantada de alguém... Acho que você me entendeu.

Penso ser burrice uma mulher se queimar em seu ambiente de trabalho, por exemplo. É muito comum ouvi-las dizendo que não se importam, pois não há ninguém por quem se interessem ali, esquecendo-se de que existem amigos, familiares, clientes etc. Imagem é muito importante!

O seu homem pode vir de qualquer lugar

Agora pense você: o seu homem chegará, provavelmente, por intermédio de um conhecido seu; pode ser de um amigo ou de uma amiga. Principalmente se for por intermédio de um amigo, lembre-se de que o interessado vai pedir referências da garota e quase sempre chegará preparado para o pior, mesmo que ela não mereça. Imagine se merecer! Em vez de olhá-la como uma boa moça, ele olhará direto como cadastro.

É bom falarmos um pouco mais sobre esse aspecto. Frequentemente, ocorre de garotas me procurarem pedindo para eu explicar onde foi que elas erraram na história com um rapaz com quem estavam saindo. Não é difícil acontecer de terem elas feito tudo certo, mas tido problemas com as referências ou mesmo na apresentação.

Veja o caso que ocorreu com uma cliente: ela foi a uma festa na casa de um amigo, ótimo lugar para conhecer pessoas. Porém, depois de algumas horas, sem conhecer alguém atraente, ela decidiu ir embora. Quando o anfitrião a acompanhou até a porta de saída, por coincidência chegava um rapaz interessante, que lhe chamou a atenção. Seu amigo (que não devia ser tão amigo assim...) apresentou-os e perguntou a ele se não gostaria de sair com ela no dia seguinte. Foi uma brincadeira, mas entenda que, para nós, homens, conhecer uma garota por intermédio de um amigo que a trata com indelicadeza significa das duas uma: ou ela não se valoriza e permite que a tratem dessa forma ou ele tem intimidade com ela e sabe que não é respeitável. Seja como for, a mensagem passa como um atestado de que aquela garota é para cadastro e não para namorar.

Agora, preste atenção:

Exija respeito sempre! Caso se sentir ofendida, por menos que seja, não deixe passar batido; proteste firmemente. Não se cale, principalmente se houver pessoas por perto. Sua imagem é tudo!

Vou contar outra história, para mostrar como somos influenciados tanto de forma positiva como negativa pelas informações confiáveis dos amigos.

Certa vez, estava numa casa noturna com um amigo. Parecia que aquela iria ser a grande noite dele. Em pouco tempo, havia três mulheres dando em cima do meu amigo, descaradamente. Eu, que estava fora da situação, percebi que havia uma quarta garota interessada e que era decente. Eu já a conhecia e até já havia lhe dado umas dicas a respeito de como deixar de ser hipócrita, pois ela já passava dos 30 e precisava entender que tinha de aceitar as mudanças do nosso tempo. Sugeri a ele que valia a pena dar a ela uma condição, apesar de ela ter se mostrado bastante tímida. Ele decidiu fazer a tentativa de ficarem juntos, a história foi acontecendo e hoje estão casados.

Há uma outra coisa que é bom que as mulheres saibam: **É comum nós, homens, ao mesmo tempo cometermos**

atrocidades sociais com algumas mulheres e respeitar um código de ética com outras. Existem as garotas legais, e estas não é permitido sacanear. As amigas decentes, as garotas "namoráveis", são preservadas. As "nem tanto" ou cadastros podem, por vezes, até ser oferecidas como souvenir aos amigos. Pode ser apenas para contar vantagem ou como um investimento futuro, em que o homem poderá dizer que jogou uma gostosa na mão do cara e que, portanto, ele está lhe devendo uma.

Desse modo, cuidado com a forma como você é apresentada. Se for um amigo de verdade, ele a preservará, a apresentará com respeito. Se for displicente e oferecedor, mesmo que de brincadeira, é melhor mudar de amizade!

Você até poderia tentar resolver a questão com uma bronca, porém será difícil que ele mude de atitude, pois demora muito tempo para que um homem mude sua opinião sobre uma garota da qual tenha tido má impressão. Conselho de amigo: mude de atitude ou mude de turma.

Enfim, em termos de relacionamento, o que a mulher precisa saber é que só existem dois tipos de homens: os prontos e os não prontos. Cabe a ela avaliar os riscos e negociar essa evolução, ela deve ter claro em mente o preço que pretende pagar ou os riscos que pode correr.

E muito importante lembrar que o tempo é implacável; portanto, se a mulher acha que o homem não está lhe dando o devido valor hoje, é bem provável que amanhã, quando sua autoestima estiver lá no pé (por ele não lhe dar valor), ele pule fora da relação ou acabe pisando nela.

Por isso, aproveitemos um ensinamento do Dalai Lama: só existem dois dias no ano em que você não pode fazer nada para mudar sua vida: o ontem e o amanhã. Então, tome suas atitudes hoje!

Os homens gostam da aprovação dos amigos

É muito comum, quando um homem conhece uma nova garota, que conte para os amigos como e onde foi (imagem), para que eles o ajudem a analisar.

Por exemplo: uma vez, um amigo estava todo empolgado com uma garota que tinha conhecido num bar, que fez tipo de princesa, com a qual havia ficado. No entanto, ele se reposicionou logo depois que eu disse a ele que ela provavelmente era uma garota de programa e que deveria ficar esperto. Ele ficou e constatou que era aquilo mesmo. Faço uma observação de que não há problemas de um cara se envolver com uma garota de programa, desde que ele saiba previamente ou seja avisado por ela.

Veja que os homens fazem isso justamente porque sabem que, quando pensam com a "cabeça" errada (a de baixo), estão em grande perigo, pois é comum se empolgarem e perderem a noção da realidade. Por isso, contam com os amigos para ajudar a avaliar os riscos.

Por mais que possa dar errado, funciona mais ou menos como um cinto de segurança: a probabilidade de ele te salvar é muito maior do que a de te matar. Então, homens, continuem ouvindo os amigos.

Por que só tem cafajeste na noite?

O cafajeste, como já disse, respeita o sentimento de uma mulher, mas nem sempre deixa de usar o sentimentalismo dela em seu favor. Ele não promete nada além de bons momentos e prazeres carnais, incluindo os sexuais, é claro.

Ele, no máximo, omite que não está envolvido sentimentalmente, ou seja, se a garota precisa acreditar que ele quer algo mais além de sexo para tranquilizar sua consciência, ele vai deixar rolar. Melhor uma consciência meio pesada do que tesão reprimido.

Mesmo assim, uma coisa não deixa de ser verdade: esse também é um homem que quer achar a mulher certa.

Retomando o perfil do cafajeste, ele é aquele que muitas vezes "queima a largada", é o primeiro a chegar nas mulheres aparentemente mais interessantes. Por esse motivo é que se tem a sensação de que ele está em todos os lugares. E, diga-se de passagem, está mesmo.

Outro fato é que os cafajestes são naturalmente mais "caras de pau"; podem ser do tipo "tiro certo" ou daqueles que tentam incansavelmente com muitas mulheres (baseiam-se numa estatística masculina que determina que, se um homem abordar 10 mulheres, uma ele ganha).

Isso acaba lhes dando muita experiência, sem contar a infinidade de armadilhas que esse tipo usa para testar as mulheres.

Por exemplo, ele pode perguntar:

— Você sabe como uma virgem dorme?

Dedução: se ela não souber é porque não é.

— Depois que fica íntima e beija, o que você faz se o cara pedir dinheiro emprestado?

Dedução: se ela responder que não tem dinheiro, significa que o beijo ela daria...

— Você tem namorado?

Dedução: se vacilar... Já falei!

E você me perguntaria: mas, então, o que a mulher pode fazer?

É simples:

Considere o cafajeste como simples bactéria; como ela, o cafajeste só pode causar danos a organismos debilitados, podendo ser até fatal. Mas é totalmente insignificante para quem é forte.

Trocando em miúdos, os cafajestes só atacam as mulheres com baixa autoestima e aquelas inconsequentes. As mulheres que se valorizam e sabem que só têm a perder caso se envolvam com um cara desses sabem como colocá-los para correr na hora. Por exemplo, as mulheres de cidades pequenas não caem em papos de cafajestes com frequência, pois sabem que seria fatal para sua reputação.

Para evitar encontrar cafajestes, a mulher precisa trabalhar sua autoestima e manter constante avaliação de sua imagem perante todos que a cercam. Se ela se mantiver firme nessa posição, não precisará se preocupar com os cafajestes. A mulher precisa ser bem objetiva, lembrando-se de não perder tempo com quem não vale a pena.

Quero reforçar: NÃO PERCAM TEMPO!

É muito importante isso ser dito porque o cafajeste, muitas vezes, tenta vencer pelo cansaço. Imagine a cena: um bar ou uma danceteria, a garota chega toda arrumada, produzida, batom carmim reluzente na boca, vestido colado ao corpo, sem sutiã e com os mamilos enrijecidos, como um farol a iluminar, atraindo os insetos. Ela vai chamar a atenção de todos os homens presentes; porém, como já vimos, ela só precisa de um.

Voltando para a garota, quem vai chegar primeiro, em 98% dos casos, será o cafajeste. Os outros permanecerão olhando, avaliando, para ver qual será a receptividade da gata. Daí, cada um já arma sua estratégia, analisando o que percebeu no comportamento dela. O cara certo, se estiver presente, vai respeitar aquele que chegou primeiro e não vai se aproximar. E não podemos nos esquecer de que existem outras mulheres interessantes no local; ele vai partir para outra.

Mencionei esse exemplo para frisar duas coisas: vista-se para agradar o tipo de homem que você gosta e, principalmente, tenha coragem de botar para correr os cafajestes que a abordam o mais rápido e com o maior constrangimento para ele que você puder!

Não sei se ficou claro, mas é preciso que você se lembre também de que, nas grandes cidades, onde, aparentemente, ninguém te conhece e mesmo levando-se em conta a carência geral das pessoas os homens são muito ariscos e se travestem de cafajestes para ter a certeza do êxito na conquista.

Então, o que pode acontecer é:

1) o homem age como cafajeste + a garota é vadia = sexo fácil e rápido.

2) o homem age como cafajeste + ela é uma boa mulher e se posiciona como tal = ele reconhece com quem está lidando e, na maioria dos casos, consegue reverter a situação.

No segundo caso, ele se desculpa pelo mau jeito e reconhece que agiu como um idiota, ou seja, começa tudo de novo. Passa a conduzir a conversa com o respeito que a mulher merece, para namoro ou amizade, mas já desconsidera a possibilidade de cadastro.

Se, por outro lado, um homem for bom partido e gentil com todas as mulheres, o que acontecerá?

Ele conhece uma desclassificada qualquer, mas ainda não sabe que ela é assim. Ela se faz de princesa, nega o sexo fácil. Ele se apaixona e, depois, descobre que ela era uma "vagaba". Mas pular fora se torna um problema porque, a essa altura, ela já pode até estar grávida de propósito ou deixá-lo com fama de corno, entre outros problemas. Sem contar que somos muito mais frágeis emocionalmente e saímos, além da honra manchada, com o coração partido.

Saiba que as vagabas são como os cafajestes: elas também dão um jeitinho de chegar primeiro. Depois que um homem passa por uma experiência desse tipo com uma delas ou vê um amigo que está passando pela situação, ele se defende, agindo como um perfeito cafajeste. Sei que não se pode generalizar, mas é como diz o ditado:

"cachorro mordido por cobra tem medo de linguiça".

Funciona como polícia e bandido: para tirar a verdade do bandido, muitas vezes o policial precisa mentir; joga o verde para colher o maduro. Se precisar, qualquer homem pode se transformar num cafajeste.

Espero que você tenha entendido bem por que só tem cafajestes na noite; eles estão fingindo. Só reze para não topar com os canalhas, pois estes sim a enganam mesmo. São até capazes de dizer que a amam, pois sabem que a mulher apaixonada dá o melhor de si, literalmente!

A fase da sedução é também hoje a fase da seleção

Todos aproveitam a fase da sedução para saber com quem estão lidando. Unimos o útil ao agradável. Para os homens a situação hoje está bem propícia: temos mulheres maravilhosas e elas não estão "cobrando" nada ou quase nada para dar o que queremos.

Certa vez, ouvi um cara dizer: "É como ir a uma churrascaria, comer à vontade, depois fazer a mesma coisa em outras, tudo de graça, para depois decidir qual delas irá escolher para ficar comendo a vida toda e pagando. Fala sério, quem é que vai ser besta de escolher uma só? Sem falar que novas churrascarias são abertas todos os dias".

Por favor, não me "crucifiquem" pelo exemplo da churrascaria que bem sei, remete imediatamente para carne. A questão é que é realmente isso o que está acontecendo, Veja até onde pode chegar e o quão cômoda é a situação de um homem hoje.

Isso está criando uma geração que fará ficar cada vez mais difícil achar um homem disposto, assim como uma mulher disposta, pois somos a geração da quebra de dogmas e da imposição de novas regras para ficar com alguém.

Os homens deveriam falar a verdade e suas reais intenções. Mas, se forem honestos, o farão com a certeza de que irão se dar mal. Cabe à mulher cobrar do homem essa postura antes de transar com ele. Os homens não têm a menor consciência nessa hora. Facilitou, dançou!

O que acontece nas casas de *swing*?

Vejamos a história desse casal moderno: Ele a encontrou, apaixonou-se por ela, mudou seus valores, quis ser pai, construiu uma família. Faz todos os programas sempre com ela, cuida mais de sua própria saúde e é totalmente fiel ao amor dela.

Ela tem tudo o que quiser dele, é sua puta na cama, a mãe para ele mesmo e também dos seus filhos, a amiga que compreende e curte fantasias e vontades como nunca as outras mulheres o fizeram.

Veja que não há lugar para o conformismo, ou seja, ele vai sempre querer que ela compartilhe tudo com ele, não que ela feche os olhos e o deixe fazer tudo o que quiser.

Assim, sentado nesta sólida plataforma afetiva, ele obteve condições de segurança para que muitas práticas sexuais, antes consideradas bizarras, se tornassem possíveis e frequentes na mente de muitas pessoas, como: o voyeurismo, o exibicionismo, *ménage a trois*, o *swing* e a suruba, com total concordância de ambos.

Assistindo a esta realidade, surgiram as "casas de *swing*", boates ou bares com o propósito de receber casais em um ambiente onde é liberada a realização de qualquer uma dessas fantasias.

Bem, seria tudo perfeito se fosse apenas para casais, mas a maioria libera a entrada de qualquer pessoa, sejam casais casados, amigos ou profissionais, e por isso é necessário sabermos de certas coisas.

Alguns homens levam prostitutas para usar na troca pelas esposas dos outros ou até pelas prostitutas que outros levam. Segundo me foi relatado por alguns amigos, pelo preço de uma, eles conseguem transar com até seis mulheres numa noite.

Um casal rebateu com a seguinte frase:

"Esse comportamento é só uma fase; logo esses garotões cheios de testosterona e viagra entenderão que o tesão é estar lá, mas com a mulher amada".

Nem eu nem ninguém devemos julgar a moral de um casal. Existe um grupo de casais que praticam suas fantasias sexuais com seriedade. E estes vão a essas casas também, mas são muito mais seletivos; na maioria das vezes, curtem apenas o exibicionismo, sem troca de parceiro. Todos dizem que a sensação é como estar assistindo ao vivo um filme pornô. Tem de tudo, para todos os gostos, mas tudo muito organizado, até um código de ética existe!

Se o casal decidiu ir pela primeira vez a uma casa de *swing* é bom ligar antes, esclarecer como ela funciona e perguntar qual o melhor dia para ir, baseado no que ele procura. Realmente, o comum é que essas casas sejam usadas para voyerismo ou exibicionismo, poucos casais mais ousados permitem carícias e raros ou nenhum fazem troca de parceiros no local. Pelas minhas pesquisas, posso afirmar que, para as mulheres, é ótimo para comparação e aprendizado.

Já ouvi frases como: "dá um frio na barriga, é mais difícil, mas não há nada mais prazeroso do que explorar as fantasias da pessoa amada. Quando, além de realizar nossas fantasias, nos satisfazemos realizando também as do parceiro, temos certeza absoluta de que somos fiéis um ao outro".

Alerto às mulheres que elas devem tomar muito cuidado com convites para conhecer casas assim, pois há muito cara que chama a amiga para ir, apenas para usá-la, pois na maioria dessas casas não se entra sem mulher ou custa muito mais caro entrar sozinho. Uma vez lá dentro, ele tenta jogar a garota no meio da sacanagem ou a deixa de lado e vai para a bagunça. Só vá se você for com o seu namorado, marido ou amigo de muita, muita confiança.

Numa primeira vez, recomenda-se apenas olhar. Controle os seus hormônios e apenas deixe rolar alguma coisa numa segunda vez, depois que você já tiver visto e conhecido tudo, pensado e aceitado. Esse é um conselho de gente experiente.

É ainda preciso tomar cuidado com outra coisa: como ainda são poucas as mulheres que aceitam participar dessas práticas, existem muitos homens usando as "cadastros especiais" agindo até como namorados "meia boca", para usá-las nas casas de *swing*.

Abra o olho. Aqui vai uma dica: Um homem só estará bem-intencionado na prática do *swing* ou do *ménage* se disser que quer ajuda para te dar mais prazer. Se a intenção dele for ter mais prazer, diga não e caia fora desse cara!

Quando um homem quer outra mulher ou mesmo outro homem para realizar as fantasias de sua companheira, tudo bem. Agora, se ele se referir à fantasia como se vendo usufruindo do sexo com duas mulheres ou mesmo querendo outro homem para satisfazê-lo de alguma forma, pode significar que não está nem aí com você. Você correrá sério risco de se sentir usada se aceitar.

Curiosamente, segundo informações, se o homem pensa que quando transar com duas mulheres será o centro das atenções, está redondamente enganado. Saiba que ele será, no máximo, um álibi para elas, quase um vibrador vivo, pois elas querem é curtir a novidade ou apenas anular o problema da "sacanagem biológica" (sensações diferentes entre homens e mulheres, veja mais no livro *Sedução: Uma estrada de mão dupla*).

Ouvi invariavelmente dos homens que viveram essa experiência que eles chegaram a ser deixados de lado, literalmente na mão, e acabaram frustrados pela falta de atenção.

Onde vamos parar?

Lendo o capítulo sobre o *swing*, você deve ter se lembrado de Sodoma e Gomorra. Isso nos faz pensar onde vamos parar. Acho que chegamos ao máximo, pois a cena já está se repetindo. Até pediatra pedófilo já apareceu. Certa vez, em conversa com um amigo psiquiatra, ele disse que um irmão queria transar com a irmã e queria saber por que não podia. A resposta dada foi certíssima para mim: Não pode porque não pode e ponto final.

A meu ver, o limite será sempre o orgasmo.

O que mudou é que, de tanto o homem se masturbar e dar prazer a si próprio, ele finalmente variou e aprendeu um novo barato, ver que é capaz de dar prazer e orgasmo a uma mulher.

Na busca pela fidelidade, muitos creem que, se for dada ao parceiro a total impossibilidade de ele ter mais prazer com outra pessoa, esta será alcançada.

Segundo comentários de pessoas bem responsáveis que conheço, está comprovado que depois de saber que sua parceira topa qualquer parada, como um *ménage à trois*, o homem, que aprova e curte essas fantasias (preste atenção: repito, o homem que aprova e curte), nunca mais terá vontade de ter sozinho uma outra mulher. Se ele, por acaso, se sentir atraído ou for cantado por outra mulher, e vice-versa, ficará tarado para contar à sua parceira, para que tentem uma experiência a três. Cada um na sua.

Eles dizem que **um homem tem de ser muito macho para não trair sua mulher e não cair na vidinha sexual medíocre. Ele terá de atingir o nível de poder levar sua própria mulher para realizar, junto com ele, suas grandes fantasias sexuais.**

Os homens também afirmaram aquilo que eu já desconfiava: quase nenhum homem vai a uma casa de *swing* com a esposa para trocar de mulher. A maioria dos casais (de verdade) se limita a exibir-se e a assistir e só experimentam eventualmente algo mais picante (leves toques).

Há quem diga que não haverá lugar para a infidelidade, talvez nem mesmo para o homossexualismo, pois será totalmente normal o bissexualismo. Entenda que eu não prego isso ou aquilo, apenas observo e relato a verdade e como as coisas estão caminhando. O certo é que, sem dúvida, acho que cada um encontrará sua opção sexual sem comprometer o fim da procriação e da família.

Coeficiente sexual de segurança

A ferramenta para avaliação e autoavaliação.

Sempre me perguntam: o que um homem precisa para confiar em sua mulher? Saí por aí e entendi o seguinte:

Num passado recente, os homens eram criados para estudar e trabalhar duro com o intuito de ter condições de um dia sustentar sua família dignamente. Para começar, quando chegava o momento certo, ele precisava estar pronto para escolher aquela que seria sua amada, e as regras eram claras e simples:

Ele: Encontre uma boa moça virgem e proponha casamento.

Ela: Ache um bom homem e exija o casamento em troca de seu hímen!

Bem, as coisas mudaram, mas por incrível que pareça, por convenção e costume, ainda somos influenciados pela virgindade. Mas como? Eis a questão!

Bem, após muita pesquisa e discussão, cheguei à minha conclusão. A garota virgem, por sua falta de experiência, é muito insegura no plano sexual. Porém, em um aspecto ela pode se sentir supersegura: em seu valor para os homens. Todos os homens respeitam e acreditam, de uma forma ou de outra, na idoneidade de uma virgem.

Você deve estar pensando: Então quer dizer que a garota que quer perder a virgindade está ferrada? Não, pois agora os homens estão mais atentos à segurança que a mulher demonstra. Está em voga agora a preocupação em saber se a garota tem um coeficiente sexual dentro daquilo que cada um acredita ser razoável.

A melhor forma para entender esse tal coeficiente sexual de segurança é calculando o seu; para isso cheguei a duas fórmulas, as quais chamei de:

PS – PN = CSS

Traduzindo:

PS = quantidade de pessoas com as quais você já transou

PN = quantidade de namoros com sexo e que duraram mais de seis meses, (para ninguém se enganar e contabilizar "namoros" de um mês).

Quando você subtrai do número de pessoas com quem já transou o número de namorados com quem ficou por mais de seis meses, você chega ao seu **CSS**.

Cada homem determina qual o coeficiente sexual aceitável para ele, mas posso afirmar que o considerado ideal é igual a zero, ou seja, que a mulher tenha ido para cama somente com os homens que ela tenha namorado. Apenas para constar, devo comentar que a maioria dos homens que entrevistei pensam que, para namorar e confiar, o coeficiente sexual dela poderia ser no máximo **três**.

Faço essa afirmação baseado em pesquisas realizadas entre homens sérios e maduros. Apesar do machismo latente, veja que eles estão bem-intencionados em escolher uma mulher para casar.

Excluindo as mulheres que separam efetivamente amor de sexo e conseguem usar os homens realmente como objetos quando querem, pude perceber que a mulher que tem o coeficiente maior que três já costuma apresentar como dificuldade maior uma insegurança na fase da negociação da sedução e ainda adquire a postura de omitir esse assunto com os homens.

Desse modo explico: O princípio do coeficiente sexual surgiu de uma pesquisa em que perguntei aos homens qual seria a quantidade tolerável de homens com quem sua parceira poderia ter transado antes dele, sem que ela fosse considerada leviana.

Gostaria de frisar que muitos homens já estão preparados para as mulheres modernas e/ou feministas; eles dizem que aceitam que essas mulheres tenham tido homens-objeto desde que estes tenham sido transas conscientes de serem uma única, típicas de viagens ou baladas controladas.

Para nós, homens, a regra para que entendamos quando a mulher considera um homem objeto é a de ter orgasmo ou mesmo prazer sem nenhum remorso ou expectativa de continuidade. Como se ele fosse um vibrador descartável. Uma coisa fica clara: de qualquer forma, quanto melhor for o resultado dessa operação, melhor para a respeitabilidade masculina e o amor-próprio da mulher.

Com um **CS** menor ou igual a três a mulher fica dentro daquilo que os homens interpretam como segurança; é uma mulher que sabe o que quer e como se posicionar.

Se você fez suas contas e percebeu que ficou acima do nível mínimo, não precisa se martirizar. Isso é como estar acima do peso desejado, mesmo que você não considere um problema, sabe que tem jeito e como contornar.

Para a mulher, essa informação pode ser usada como ferramenta de posicionamento, como a base de sua estratégia. É você quem faz sua própria avaliação, e ela é intangível. Lembre-se: os homens testam as mulheres o tempo todo, e a insegurança gera problemas de negociação.

O seu real coeficiente sexual pode ficar entre você e Deus

Como já disse, essa informação é da mulher e minha opinião é que ela só declare o que quiser e se quiser. Apenas é bom que fique bem claro que você sabe muito bem esse número, pelo menos. Pense nele como sua idade, seu peso ou seu saldo bancário. É importante que você o tenha na ponta da língua, para poder agir com segurança.

Entenda bem o que significa na cabeça do homem esse número mágico: **CS igualou menor que três**. Para o homem, partindo do princípio de que a mulher foi criada para transar apenas com quem se casar, ela poderia errar até três vezes em sua escolha e negociação. Por exemplo, um dos caras com quem ela transou pode ter sido na época de perder a virgindade, quando era bobinha demais. Os outros poderiam ter sido um canalha e mais um cafajeste que passaram por sua vida.

A ideia de homens-objetos ainda não é muito fácil de um homem engolir, mas me surpreendeu a quantidade daqueles que já declaram não ter mais nenhum preconceito nesse sentido. Se estiverem dizendo a verdade, esse é um bom sinal. Entretanto, os homens dizem que é muito importante que enquanto a mulher estiver com ele que seja só com ele.

Para a maioria, quando a mulher tem um coeficiente muito alto ou omite seu número, desperta uma desconfiança séria, que deverá incluí-la na categoria de provável inconsequente e levantará dúvidas com relação à sua conduta.

Considerando o perigo de encontrar um canalha no decorrer de sua vida sexual (aquele que cozinha a garota para só transar com ela quando estiver apaixonada), os homens dão um desconto para isso, quase como se fosse um estupro; ou seja, não foi descuido ou culpa da mulher.

Porém, sabemos que não existem tantos canalhas por aí a ponto de uma mulher cruzar com mais de um deles durante sua vida. Posso até citar as palavras de Confúcio: "quem ouve esquece, quem vê lembra e quem faz compreende".

Por isso, se uma mulher já errou duas vezes e ainda não compreendeu, é porque é muito inconsequente.

Tenho a sugestão de uma boa opção de como agir se o seu coeficiente sexual for maior que três

Se você se orgulha do seu *score* ou acha esse tal coeficiente um absurdo, use este capítulo apenas para mostrar a um homem e certificar-se de que ele não liga para isso.

Se você não se dava conta disso, também é um bom motivo para zerar seu coeficiente. Zere tudo em sua cabeça.

Assuma para você as relações que contam e guarde a experiência. Se não der, amenize os fatos interiormente, tratando essas experiências em sua memória como homens-objetos.

É importante frisar que, mesmo que nunca toquem

nesse assunto, muitos homens acham esquisito uma mulher fugir desse tipo de conversa ou dar a entender que nem sabe o número do seu coeficiente.

Por isso, na minha opinião pessoal, a mulher, se perceber algumas indiretas ou mesmo se receber uma pergunta direta do pretendente, deve estar preparada para dizer pelo menos se sabe o número de homens que teve, mesmo que se negue a dar esse número. Se ele perguntar que lugar ocupa no *ranking* de homens da vida dela (primeiro, segundo, quarto etc.), responda, de preferência, o último!

Se você estava agindo inconsequentemente, amenize o desconforto e dê um desconto para si mesma; você estava mal-informada.

Agora, passe a limpo sua vida sexual. Comece a contar a partir de hoje. Lembre-se de todos, sei que não são muitos classifique-os de namorado, cafajeste, canalha ou homem como objeto. Pode descontar aquele que a enrolou em sua inocência.

Se ainda assim não deu para classificar todos, ou você sente que errou muito, não tente esquecer; apenas trate como se fosse um sonho que teve, uma fantasia durante uma masturbação ou, no máximo, um amasso mais quente.

O homem acha importante saber com quantos homens a mulher já transou.

Se ela ficar omitindo ou fugindo dessa informação, ele vai pensar o pior e, consequentemente, na intenção de se preservar, bloquear o sentimento, passando a olhá-la apenas como cadastro. Como disse antes, não sou o dono da verdade, mas falei o que penso.

Você gosta de fazer o tipo "misteriosa"? Cuidado!

Existem muitas frases feitas e táticas de sedução e negociação. Uma delas, muito comum de ouvir, é que as mulheres dizem preferir fazer o tipo misteriosa, escondendo o jogo, suas intenções e pretensões. Bem, se você é uma delas, cuidado! Entenda por quê:

Desde que nós, homens, começamos a nos relacionar com as mulheres, convivemos com o mistério que é o universo delas para nós. O que pensam, o que querem, como conquistá-las, como saber se elas gostam da gente etc. Depois que aprendemos alguma coisa, vemos que muito daquele mistério que elas faziam era, na verdade, insegurança, pois elas mesmas não sabiam direito o que podiam, o que queriam e deviam fazer.

Durante essa fase, somos muito compreensivos, dando, por isso, desconto para tudo o que aquela menina confusa possa falar ou fazer. Até que começamos a levar os "foras" e percebemos a roubada em que entramos por acreditar que tudo ia dar certo. Sofremos a fossa e mudamos de atitude, passando a desconfiar de todas, buscando mais segurança antes de nos deixar envolver. Crescemos e com isso nos tornamos intolerantes com mulheres que não sejam claras ou mostrem personalidade dúbia, tudo em busca da segurança.

Para nós, homens, uma mulher madura fazer clima de mistério é insegurança ou burrice.

Mostre segurança em suas atitudes e apresente sua forma de pensar com clareza. A sensação e conforto de termos sido escolhidos é tudo o que precisamos.

Mais uma vez, pare de querer fazer dar certo

As mulheres, em geral, costumam manter uma posição otimista em relação aos homens, sempre achando que aquilo que não gostam neles poderá mudar. Essa postura é muito diferente da do homem, que já tem uma ideia do que quer de uma mulher e procura descobrir logo se ela é ou não aquela que ele deseja. Se o homem percebe que a mulher não é o que ele espera, pula fora sem hesitar e ponto final. É possível até que "dê uma condição" para facilitar com algumas mulheres, em caso de estar em dúvida, mas deixa correr solto e jamais força a barra.

Grave bem: A mulher precisa parar de querer "fazer dar certo" com todo homem que aparece.

Pare de facilitar para eles.

Não se preocupe com o que pode perder (homens errados), mas sim com a escolha do homem certo, daquele que chega querendo vencer também. Deixe quem "está indo" ir, e preocupe-se com quem chega ou pode chegar.

Desobstrua a entrada em sua vida afetiva. Ao tentar fazer dar certo com homens errados, você só terá interferências negativas, perda de tempo e destruição do seu amor-próprio.

Na balada é comum, num grupo de mulheres, ao conhecerem um homem (como todas querem fazer dar certo) que a coisa acabe em disputa ferrenha entre elas. É claro que um homem percebe isso, o que é uma pena, porque o ideal seria que cada uma delas soubesse o que quer e pudessem se unir para ajudar aquela que tivesse certeza.

Os homens, quando se veem na mesma situação, deixam rolar e, se a preferência for por um amigo, se tiver um clima de romance, dão apoio, respeitam. Só entramos na disputa se o cara não for amigo ou percebemos se tratar de uma cadastro para ele. Nesse caso, o sentimento é "que vença o melhor". Veja que essa afirmação pode e deve ser como termômetro se de repente, o amigo de um cara que está saindo com você dá em cima escaradamente; isso pode significar que nas suas costas ele já tenha dito para os amigos que você é só uma cadastro!

É bom citar também que, como os homens já sabem dessa história de as mulheres quererem fazer dar certo, eles aproveitam, pois sabem que, se investirem um pouco na garota, as chances de ela um dia liberar "alguma coisa" é grande; e no mínimo dará uma bela cadastro.

Se você estiver se sentindo enrolada

Não adianta pressionar diretamente um cara se você acha que ele a está enrolando. O certo é continuar maravilhosa, porém mostrar-se descontente e começar a reformular sua visão sobre que tipo de homem ele é. Se ele sentir que realmente a está perdendo, essa atitude fará com que ele preste atenção ao que está ocorrendo.

Veja o que aconteceu com o mais malandro dos homens que conheço:

Ele estava separado, aguardando o divórcio, ou seja, era como o cachorro que foi mordido por cobra e foge de lingüiça. Conheceu uma garota sensacional, mas estava disposto a não se envolver. Acontece que ela já havia, graças a uma proposta profissional, decidido ir embora para outro estado, caso ele não se decidisse a ficar com ela. Nesse caso, nem foi ela que o pressionou, mas a vida acabou criando uma situação. Isso, de alguma forma, o fez acordar para o fato de que ela era especial. Ele já havia estado com, acredite, centenas de mulheres e não havia se interessado por nenhuma delas. Teve de assumir o seu papel de homem e, consequentemente, seu compromisso. Lindo, não? Pode parecer piegas, mas isso acontece o tempo todo, e para ser protagonista de uma história dessas é preciso deixar de ser negligente e procurar estar onde essas histórias acontecem.

Acho que é cedo para tocarmos no assunto casamento, mas é comum me perguntarem como pressionar um namorado de anos. Penso que uma boa opção, depois da franqueza, se ele não ainda não tomou semancol, é fazê-lo perceber, sutilmente a barra que você está enfrentando. A garota pode "deixar" que o namorado perceba que ela está sendo pressionada pela família. Sem afirmar nada, apenas fazendo comentários discretos ou deixando que ele perceba. Sempre tem um cunhado inconveniente ou uma tia para fazer comentários desagradáveis.

Na hora, ele vai ficar aborrecido, mas depois pensará da seguinte forma: sou um homem e preciso provar que sou; não é justo ela ficar segurando a barra sozinha, acabar sendo motivo de chacota para a família. E aí que ele deverá tomar uma atitude; se não o fizer, então será o caso de você ser bem clara com relação à sua posição insustentável dentro de casa e repensar se ele é realmente homem suficiente para você.

Sexual e social...

Os motivos que levam um homem a diferenciar uma mulher específica são apenas dois, mas muito importantes e abrangentes: o social e o sexual.

Do ponto de vista social, o homem observa a forma como a mulher vê a vida, sua educação, a estrutura familiar, a religião, os gostos culturais (para filmes, músicas, viagens) e um aspecto que considero básico: o biorritmo, que nada mais é que os hábitos de dormir, acordar e alimentar-se em horários muito diferentes entre si.

Do ponto de vista sexual, o homem vai observar o comportamento sexual, inclusive a sensualidade, como ela beija, como transa, o quanto gosta de transar (frequência), como enxerga e reage às fantasias do parceiro.

Na minha opinião, depois dos 25 anos de idade, com a personalidade já formada, se o novo casal de namorados estiver com problemas sociais, admito não saber dizer como consertar ou talvez não tenha conserto mesmo. Mas acredito que não custa nada tentar.

Agora, se o problema for de âmbito sexual, acredito que em 100% dos casos há jeito. Dependerá apenas da vontade, da coragem e paciência de ambos para discutir com franqueza suas possibilidades sexuais.

Tenho visto casos em que o tabu de tocar em certos assuntos é tão grande que é fácil entender a dificuldade de o casal se acertarem. Sem contar que, em geral, pode ocorrer muita discriminação com o fato de tentar ser aberto com o parceiro ou parceira.

Sabendo o quanto é difícil abordar questões sexuais, aconselho às pessoas usar livros, revistas, filmes sugestivos para abordar o assunto e este capítulo, em especial, para mostrar a ele ou a ela que:

Temos nossos órgãos genitais, tesão e nos amamos. Só precisamos discutir as possibilidades e evoluir juntos, senão um vai ficar para trás.

Respondam juntos às duas perguntas a seguir ou apenas questionem quem quiserem:

Qual a fantasia sexual que você pretende realizar um dia?

Que bizarra fantasia sexual você não sabe se teria coragem de realizar?

Não tenham receio de falar. É importante que ambos entendam que fantasiar não significa nada, mas ser impedido de fantasiar significa muito.

Apenas para ilustrar, na segunda pergunta, dentre as 15 fantasias máximas que cataloguei em meu último livro, tanto os homens como as mulheres têm citado a participação de terceiros em suas fantasias. Os homens citam *ménage à trois*, exibicionismo, voyeurismo e, os mais corajosos, o *swing*. As mulheres citam mais o exibicionismo, transar com outra mulher, transar com dois homens e dupla penetração. Se quiserem saber mais, vejam no site www.seduzir.com.br.

Eu desejo a vocês boa sorte e boa negociação ou boa discussão!

Comprando homens

Os homens são acostumados a serem amados por suas mães. Como foi assim que aprendemos, as mulheres devem entender que precisam saber o que querem de um parceiro e deixar isso bem claro, porém sem querer encaixar cada homem que conhecem em seu padrão de expectativa.

Imagine que você pudesse comprar um carro direto do fabricante. Você examina o modelo e, imediatamente, diz ao fabricante que gastou sua vida e milhões para conceber o maior orgulho de sua criação, que o desenho do painel é horrível e gostaria de mudá-lo, e que, portanto, você só aceitaria fechar o negócio se ele mudasse o *design*. Acho que ele iria colocá-la para fora da fábrica, não é mesmo?

É importante seguir a ordem natural das coisas. Tenha em mente a harmonia da negociação.

Por exemplo, perguntar de cara para um homem que se mostrou interessado por você, a abordou ou acabou de conhecê-la, se ele tem namorada, para nós, homens, é tão desagradável quanto se ele perguntasse a você se seu pai é rico ou se você toparia fazer sexo anal.

Outro dia mesmo, vi uma mulher dizer que havia conhecido um cara maravilhoso, mas não quis mais vê-lo porque ele, na conversa, teria perguntado seu salário.

Ninguém quer se relacionar com oportunistas sem romantismo. Cuidado: quando digo para sermos honestos, não significa que possamos perder o respeito. Quando digo que não podemos perder tempo, não significa que possamos apressar as coisas. Harmonia e objetividade são o segredo.

Para colaborar, listei a seguir algumas opções de assuntos e dicas que podem ajudar a negociação:

Atendido o quesito beleza, ou seja, se o visual a agrada, conheçam-se.

Depois das apresentações básicas, partam para: gostos pessoais como bebida, comida e vícios. Nível cultural: esporte, religião, filosofia de vida, simpatia/humor, vaidade, família, hobbies, músicas preferidas, ídolos, time para o qual torce, conceito de fidelidade, legalização do aborto, lugares que conhece, que pretende conhecer (que com certeza irá), sonhos de consumo, viagens que sonha fazer (mas não sabe ainda se terá condições).

Essas e outras informações do gênero irão ajudá-los a se conhecer e a avaliar pontos de vista e até ambições. Se for o caso de querer ganhar tempo, aí sim deve-se entrar com a **intimidade instantânea**, lembra-se? Se não der paixão, pelo menos vocês vão dar muita risada.

A harmonia e a naturalidade de um início saudável, de uma boa negociação, acontecerá. E ele, ao sentir que pode ter encontrado a mulher certa, ou se decidir dar uma condição, será o primeiro a querer declarar sua disponibilidade atual ou não.

Economizando homens

Se as mulheres reclamam estar faltando homens, acho que têm sua parcela de culpa. Se vocês acham que o preço que eles cobram para se entregar a uma mulher é alto, saibam que quem dá o preço é a demanda do mercado. Lei da oferta e da procura.

Se as mulheres não aprenderem a usar, vai faltar cada vez mais, pois já basta muitas estarem, na qualidade de cadastros, ocupando desnecessariamente aqueles homens "errados" para elas, mas que elas "tentam fazer dar certo". Fora aquelas que não podem saber que uma amiga ou não, desde que seja outra mulher, esteja interessada num cara, e resolvem dar em cima só para, na cabeça delas, competir ou com o intuito de se comparação.

Avisem para elas que isso é burrice, pois **um homem pode, sem significar nada para ele, ficar ou transar com qualquer mulher que der mole, mesmo que ela seja bem pior do que aquela que ele já tem**. Isso ocorre até por curiosidade masculina, uma vez que as mulheres normalmente não demonstram sua realidade sexual, ou seja, os homens não conseguem saber o que vai rolar na cama sem experimentar.

Cabe citar aqui que esse é para mim o principal motivo da infidelidade masculina, mas isso já é outro assunto. Voltando, qualquer comentário comparativo que ele faça provavelmente será mentira, e, mesmo que seja verdade, a mulher não acreditará realmente e continuará insegura sexualmente, pois saberá que, mesmo que tivesse sido a pior noite da vida dele, ainda assim ele poderia mentir e dizer que foi ótima. Penso que um bom começo seria ensinar a essas mulheres a parar de pensar no que "os homens querem", no plural, enquanto procuram um, e começar a pensar: "o que é que o meu tipo de homem quer de uma mulher". Assim, ele a encontrará!

Um pouco de machismo e canja de galinha não fazem mal a ninguém

Vamos falar claro sobre coisas básicas; ajudará muito se a mulher souber ou entender sobre cozinhar e outras tarefas do lar.

Que fique entendido que ninguém espera que ela seja uma cozinheira quase profissional, mas é bom que tenha noções gerais de culinária, que pelo menos saiba os ingredientes, para poder mandar a empregada fazer as compras. Trata-se de função inerente à figura da mulher. Nada impede que sejam negociadas ou trocadas as funções, mas elas existem e precisam ser executadas.

Pode-se comparar essa expectativa com o conceito comum de achar que o homem é o responsável por providenciar quem faça coisas como trocar uma lâmpada, instalar eletrodomésticos, saber onde consertar o carro, trocar o pneu, enfim, essa conhecida lista de tarefas.

Em termos financeiros, cada casal é um, ou seja, cada um decide como irá administrar as despesas.

Mas não se pode esquecer de que, para administrar um lar, uma empresa ou seja lá o que for, é preciso ter um mínimo de responsabilidades determinadas e, a partir daí, poder negociar, se for necessário.

Já discuti muito esse assunto tanto com homens como com mulheres que quiseram rotular minha opinião como machista. Não me importo se é ou não; o importante é que os dois estejam de acordo com suas possíveis atribuições, que encontrem um meio-termo e vivam felizes, independentemente da nomenclatura que possa ser dada à relação: machismo, feminismo, paternalismo, animalismo...

Seja séria na mais importante escolha de sua vida

Nascemos, tornamo-nos crianças inocentes, brincamos sem maldade, até que nos tornamos adolescentes. Então, nos metemos em várias encrencas e fazemos escolhas erradas que, aliás, serão de grande valia para nos ajudar a crescer mais fortes.

Para conseguir fazer as escolhas certas, você precisa ter experiência, e para ter experiência, ou você possui grande percepção da situação à sua volta ou aprende com os erros. Com base nesse pensamento, nasceu também preocupação com o coeficiente sexual.

Nós, homens, entendemos que a mulher deve escolher seu parceiro com a mesma seriedade com que nós buscamos a mulher certa.

Pense que o homem que você vai escolher será o chefe de sua família (quer você queira ou não, a sociedade é machista!), o pai que educará seus filhos e seu companheiro, cúmplice e amante para a vida toda. Ele vai entrar para a sua família, talvez trocar seu sobrenome, conhecer seus amigos. Se uma mulher demonstrar negligência na escolha, provavelmente não será a escolhida, pois essa atitude não é compatível com a da "mulher certa".

Outra coisa: vou falar novamente, se você tem mais de 25 anos de idade e quer achar o futuro pai de seus filhos, não convém mostrar seu lado fumante, porra-louca, bebum, se você o for. Lembre-se de que provavelmente o seu homem terá por volta dos 30 anos e já pensará em ser pai. Acredite que nós, homens, somos muito preconceituosos nessa fase.

Depilação masculina chegou!

Graças às pesquisas, todos podemos acompanhar as tendências, que muitas vezes até nos surpreendem. No meu primeiro livro, coloquei o tipo de depilação que os homens queriam das mulheres. Não apenas para que eles se sentissem mais estimulados a fazer sexo oral, mas, também, porque hoje, se uma mulher estiver devidamente inodora e depilada, o fato de o homem não querer praticar sexo oral pode ser um indicador de que o seu interesse por ela não vai além de sexo.

É praticamente uma convenção entre os homens: "transamos com qualquer uma, mas só fazemos oral nas especiais ou amadas". **Não gosto de generalizar, mas se um dia uma amiga me pedir um conselho do tipo: "o que devo fazer ao ir para a cama pela primeira vez com um cara?", minha resposta será**: Se ele não te chupar, não transe!

Não pelo ato em si, mas por compreender como nós, homens, pensamos. Se o homem negligenciar nisso, pode ser negligente na vida, ruim de cama, egoísta ou um cara mal-intencionado. Qualquer um desses motivos é bom o suficiente para descartá-lo.

Prosseguindo nesse tema, pretendo ser imparcial, por

isso vou divulgar as mais novas exigências que as mulheres têm feito com relação aos homens:

1. Os pelos genitais precisam ser aparados, de forma a ficar com aspecto mais limpo e cuidado, além de não causar incômodo ao contato. Como sugestão, recomenda-se o uso de trimmers, aquelas maquininhas vendidas desde grandes magazines até camelôs; elas servem para aparar barba e cabelos. Descobri que os salões de beleza especializados em depilação, em sua maioria absoluta, ainda se negam a depilar ou aparar essa região dos homens.

2. Toda a região precisa ser mantida limpa e sem qualquer cheiro. Para obter esse resultado, manter a higiene dos genitais é essencial, de preferência lavando os órgãos a cada vez que usá-los, por exemplo. Segundo profissionais de saúde, é recomendado, além do cuidado com a higiene, a secagem correta da região e, se necessário, o uso de um antisséptico prescrito por médicos, o qual garantirá tempo maior livre de odores. Atenção especial para, após o xixi, enxugar com papel higiênico a famosa "última gota". É o momento de os homens começarem a acordar, pois o nível de exigência está se tornando recíproco.

A hora das separadas

Engraçado como as coisas mudam. Vinte anos atrás, quando se falava em uma mulher separada, era comum uma conotação machista que a via como alguém com atestado de incapacidade de manter seu homem. Sem contar que era classificada como desesperada para arranjar um homem que aceitasse ser o segundo na sua vida. Caso encontrassem, ainda teriam de enfrentar a resistência da família dele e o preconceito religioso.

Hoje, além de praticamente ter-se acabado o tabu virginal, nota-se que muitas mulheres solteiras, por elas mesmas, colocam-se como inferiores às separadas, pois alegam que, pelo menos, elas já se casaram uma vez!

As solteiras estão se cobrando cedo demais, o que gera insegurança. Já vi absurdos como o caso de uma garota de 22 anos que já se autointitulava encalhada e tinha até um grupo! Ridículo!

A ansiedade dessas solteiras, aliada a outros fatores, faz com que, de fato, os homens hoje vejam as separadas com muito respeito e empolgação.

Alguns chegam a dizer: "Esta deve ser séria, uma vez que já foi escolhida por um dos nossos" (excluindo-se os casos de casamento à força, porque estava grávida, por exemplo).

Está faltando mulher no mercado!

Papo de homem para homem: como encontrar e escolher a mulher certa

Companheiro, cá entre nós, está realmente difícil achar uma mulher.

Se houver alguma lendo isso agora, pode estar "P" da vida, mas que ela pense pelo lado positivo: pelo menos a deixaremos "pescoçar" nossa conversa para que tire proveito como quiser e puder.

Voltando ao nosso papo de homem para homem, está cheio de mulher no mercado, mas as boas mesmo são raras e exigentes ou já têm dono.

Quanto à que já tem dono, nem quando faltava mulher a gente perdia o respeito e a ética entre nós; não será agora que o faremos.

Então, temos de nos preparar para encontrar as mulheres e encantá-las tal qual já foi mencionado no capítulo dos sete Ps da sedução.

Em primeiro lugar, é preciso entender como as coisas mudaram. Antigamente, lá pelo tempo dos nossos avós, os pais deixaram de escolher os parceiros dos filhos e ficavam com a responsabilidade de achar e escolher nossas mulheres.

Até pouco tempo atrás, os homens queriam a mulher que fosse uma senhora na sociedade e uma puta na cama. Assim, como praticamente todas eram senhoras, bastava que o homem procurasse a sua puta. Até que ficava fácil!

Ser senhora na sociedade era um padrão comum nas mulheres, elas eram basicamente iguais socialmente falando, cuidavam da sua imagem, cozinhavam, eram femininas etc.

A diferença vinha do ponto de vista sexual (visual e comportamento), em que todas eram ainda diferentes.

Com a modernidade de hoje, está muito mais difícil escolher, pois as mulheres são também muito diferentes entre si no social. Veja a seguir:

Antes

- Sexualmente diferentes.
- Entretanto, os homens não sabiam e também eram menos exigentes.
- Comportamento visual.
- Exigia que o homem escolhesse e casasse.
- Socialmente equivalentes, todas usavam roupas com decotes equivalentes à sua personalidade.
- Sabiam executar tarefas do lar, que seriam casar, ser mães, profissionais comuns.
- Frequentavam lugares específicos.

Hoje

- Sexualmente diferentes.
- Cada uma segue sua própria cabeça e tabus.
- Trocam informações entre si, mas incompletas e não confiam.
- Insegurança prevalece, pois não sabem o que é bizarro.

- Socialmente diferentes.
- Religiões, costumes, profissões e criações diferenciadas, onde nada pode ser imposto.
- Múltiplas escolhas para o futuro; não se vestem respectivamente nem frequentam lugares exatamente condizentes com sua personalidade.

Amanhã

- Sexualmente equivalentes.
- Há troca franca de informações entre elas.
- Dão condições de esperarmos comportamentos sexuais mais livres de tabus equivalentes.
- Segurança nos limites.
- Sexualmente diferentes.
- A continuidade do hoje, mas com os homens já sabendo que além da equivalência sexual, também deitados com a parceira, a diversidade sociocultural se enfatiza até mais do que beleza.
- Frequentarão lugar específico, ainda que seja virtual.

Agora poderá notar que, de acordo com o quadro, antes tudo era mais fácil, pois bastava ir a lugares específicos, como uma discoteca X, que os frequentadores eram de nível social X, cultural X, econômico X, tinham ambições X etc. Logo, se houvesse a atração física (encontrar a puta), as chances de tudo dar certo socialmente eram grandes, como ainda acorre em muitas cidades pequenas.

Hoje ficou mais complicado, pois, como se pode contatar, além de ter de analisar quais são os lugares frequentados pelo tipo de mulher que cada homem busca, observar o aspecto visual, o sexual, o social, ainda temos de ver se tudo é verdade.

O que vemos não é máscara ou fingimento, que não se trata de oportunismo. Isso tudo numa noite, pois a chance de rever alguém por quem o homem tenha se interessado é bem pequena.

O anseio dos homens hoje já mudou; queremos encontrar a puta, a mãe e a amiga. A puta representa o aspecto sexual, a mãe, a parte familiar, e a amiga a companheira para o social e o sexual também.

Hoje já existe o conceito de que é muito melhor ter uma "puta esposa" do que pegar uma puta qualquer. Sabe-se até que, enquanto a puta é limitada nas fantasias sexuais, uma boa mulher, amada e segura, é capaz de tudo para satisfazer seu homem.

Dito isso, minha dica é a seguinte: pare de procurar uma mulher levando em conta o aspecto sexual e passe a procurar uma levando em conta o comportamento social.

Sexualmente, o homem pode negociar, evoluir e ensinar sua mulher a ser a mais eficiente das putas. Por mais resistente que ela seja, chegará o dia em que dará ao seu homem a satisfação que ele deseja.

Acredite: transmita informação a ela, use meus livros, meu site ou outros tantos que existem. Assim que a mulher souber, de fontes realmente confiáveis, que as coisas mudaram, no seu próprio tempo ela se soltará. Basta que o homem tenha coragem e paciência para conduzir a coisa.

No nível do social, a questão é bem objetiva: se ela não gosta das mesmas coisas, tem princípios muito diferentes, outra cultura, enfim, não se harmoniza com você, desista. Não conheço ninguém que tenha mudado de personalidade depois dos 25 anos de idade.

Para você entender se sua pretendente é a mulher certa, basta fazer o teste da balada. Pergunte a si mesmo se prefere ficar com ela ou sair na balada com os amigos. Pergunte a si mesmo se você prefere viajar com ela, se ainda se masturba pensando nela, mesmo sendo ela sua namorada. Se a resposta a essas perguntas for sim, então você está com a mulher certa.

Chegará o dia em que todas as mulheres saberão as mesmas coisas, aí ficará tudo fácil de novo. Quem sabe até voltemos aos tempos em que se acatavam as escolhas sociais de nossos pais com relação às nossas parceiras. Não da forma imposta, como antigamente, mas de boa vontade, pois, se sexualmente cobertos e socialmente estivermos bem, tudo dará certo.

Como saber se a mulher é madura e safa ou insegura e fraca sexualmente

Essa é a grande dúvida de muitos homens.

Penso que a melhor forma de avaliar essa questão é verificando a flexibilidade sexual da mulher, ou seja, descobrir qual é a sua filosofia para limitar suas fantasias. Todos os homens sabem que não podem acreditar na hipocrisia feminina, isso na fase da sedução.

Não podemos acreditar piamente quando as mulheres dizem não. É a velha história do "Não, não, não... Não pare!"... e acabam dando.

Bem, isso é tolerável na juventude, mas depois que a mulher passa dos 23 anos, mais ou menos, e já transou com um ex-namorado, pelo menos, é ridículo!

Nós, homens, treinamos nossa libido e nossas fantasias sexuais atleticamente. Seja masturbando-se e pensando ou até mesmo realizando-as com suas cadastros, vagabas, ou usando prostitutas. Tudo isso para estarmos prontos para saber o que queremos de uma mulher.

Hoje, a grande dificuldade dos homens é justamente descobrir como achar essa mulher, pois temos três problemas básicos:

1. Algumas mulheres não sabem se mostrar como realmente são.

2. Outras muitas não sabem como realmente são em termos sexuais.

3. Nós, homens, muitas vezes não entendemos ou não acreditamos nos sinais.

Seguindo esse raciocínio, fica claro que a primeira coisa que o homem precisa achar é o limite sexual da mulher, sem olhar para o que ela já fez no passado. Para isso, ele deve se centrar apenas em verificar a flexibilidade da mulher com relação ao que poderá fazer com ele algum dia.

Não podemos nos esquecer de que estamos sempre em constante evolução nas fantasias sexuais e que a de uma mulher é também a escolha daquele que será o companheiro sexual para o resto da vida. Por isso, é muito importante levar a sério a seguinte frase:

A flexibilidade é ilimitada, mas uma mulher precisa ter limites.

Ao mesmo tempo em que queremos uma mulher que tope tudo, sabemos que uma pessoa precisa ter limites. Quando o homem encontra uma mulher que põe limites às suas fantasias, precisa que ela lhe diga em que se fundamenta o seu limite. Se o homem concordar com o método de avaliação empregado por ela, está tudo certo. Por isso, pense e haja de acordo, que estará sempre certo.

O que todos precisam saber é que, cedo ou tarde, o homem ou a mulher (é bem mais provável que seja o homem) irá fazer o teste de perguntar de forma direta se o parceiro toparia realizar determinada fantasia. Com esse tipo de pergunta, principalmente vinda do homem, poderá verificar algo além da simples resposta, como o tempo demorando para obter a resposta, se é blefe ou não, se a pessoa respondeu com segurança ou não, se ela é inconsequente etc.

Costumo dizer que uma pessoa pode até responder "talvez", desde que seja com segurança, pois o que está em jogo é a expectativa do que o homem vai ter no futuro. O esperado é que ele tenha uma vida sexual evolutiva, fantasiosa, cheia de tesão e fiel com sua esposa. O receio é correr o risco de uma vida sexual conjugal medíocre, do seu ponto de vista. O jeito é negociar.

Mesa de bar com os amigos e sexo medíocre não combinam

Há cerca de 20 a 40 anos, acreditava-se que fazer sexo com qualquer mulher era a mesma coisa, pois era colocar o pênis na vagina, e só.

Explicando melhor, na cabeça e na conversa dos homens, praticamente não havia participação ativa das mulheres na cama; elas faziam o que o homem mandasse e quando mandasse.

A beleza feminina era o maior diferencial, não o comportamento sexual como um todo. Se um homem se sentasse para tomar cerveja com os amigos, e eles falassem de suas esposas, os papos seriam assim: Peguei a minha e mandei chupar... Outro diria: certo dia peguei a minha e botei de quatro e fiz assim ou assado... Mais outro falaria: eu virei a minha de bruços e botei atrás...

Vejam que, naquela época, bastava ter uma mulher e dar o comando que ela fazia. Não havia ação por parte das mulheres, e, se houvesse, a casa vinha abaixo!

Cabe citar também que, como não "existia" orgasmo feminino, para o homem o clímax do coito para a mulher era o momento da penetração, ou seja, bastava ela dar prazer ao homem e ser penetrada que estava plenamente satisfeita (sem comentários).

Felizmente, as coisas mudaram muito. A mulher hoje pode e exige o orgasmo; age e faz a diferença; diz quando e como vai ser a transa. Ficou mais difícil ter sexo com sua própria mulher, porém muito mais gratificante, tanto o âmbito sexual como no afetivo, pois quando ela topa é sinal de que foi seduzida direito e que tem tesão no seu homem.

Então, como os homens continuam falando entre si, hoje os papos são assim: Cara cheguei em casa e minha mulher tava de lingerie, com uma fita pornô na mão... Outro: A minha outro dia apareceu depiladinha e com um vibrador para brincar... Outro: Malandro, cheguei em casa e minha mulher tava com uma amiga me esperando para uma festa a três...

Veja que hoje o comportamento sexual da mulher é o diferencial, não enaltecendo a beleza. O que faz com que nós, homens, ao ouvirmos que os amigos estão encontrando companheiras para toda obra, naturalmente queiramos encontrar a nossa também.

A isso chamo de medo da vida sexual medíocre, que faz com que nós, homens, tenhamos nos tornado tão exigentes em nossas escolhas e, infelizmente, deixado muitas boas mulheres solteiras por nunca terem compreendido as mudanças. Essas são mulheres que investem mais em mudanças físicas, como plásticas e tratamentos de beleza, do que em rever seus dogmas e explorar seu comportamento sexual.

Para fazer minhas pesquisas, sempre escolho públicos que podem ensinar algo prático e concreto. Para o meu primeiro livro, falei com ex-cafajestes. Neste, fechei mais ainda o cerco e falei com aqueles que têm relacionamentos ou casamentos estáveis e são sexualmente felizes. E a minha tese foi confirmada, pois, para os entrevistados, as mulheres foram escolhidas não pela beleza, mas sim por outras atitudes. Veja alguns dos motivos citados por eles:

Por usar seu corpo de forma provocante (exibicionista).

Por gostar de transar "bem loca".

Por ser bissexual.

Por ela gostar de dar atrás, o que eu adoro.

Ela é legal e tem potencial. (Ele deve estar ou escondendo o ouro ou já se ligou que é uma questão de tempo para ela fazer o que quer que ele fantasie com ela.)

Que fique bem claro que hoje nós, homens, sabiamente, não procuramos a impossível e inexistente beleza infinita, mas sim a compatibilidade de evoluir junto com nossas fantasias. Essa sim é a única forma de imaginar envelhecer com uma mulher sem nunca perder o tesão por ela.

Espero que todos vocês entendam e levem em conta, como ouvir essas novas tendências influencia na negociação da sedução.

A mulher madura e "safa" leva muito menos tempo para estar pronta para a realização de fantasias sexuais e administra seu tesão tão bem quanto os homens.

Homens e mulheres, leiam a frase abaixo e pensem bem sobre ela:

O limite sexual é evolutivo. É preciso estar consciente do seu limite e jamais pensar que ele será sempre o mesmo.

Explicando um pouco essa ideia, ontem a mulher podia dizer que não chuparia um pênis; hoje, engole o esperma com prazer. Assim, também hoje, a mulher pode não aceitar a ideia de um ménage, mas amanhã poderá se surpreender e morrer de tesão ao ver seu marido ou namorado transando com uma garota na sua frente, só para excitá-la.

Saiba o seu limite hoje, mas procure sempre caminhar para a frente e ampliá-lo, mesmo que seja apenas fantasiosamente. É para isso que serve a masturbação, os filmes pornôs, a Internet. Para imaginar, fantasiar e gozar. Se você não gozar, é porque está fora do seu limite. Por enquanto... Quem sabe amanhã?

Uma vez, ouvi uma mulher dizer que sua forma de ver o sexo havia mudado depois de ter visto furtivamente sua amiga transando com o namorado. "Eu era travada e não sei por que, mas perdi todos os meus tabus, depois daquele dia, e já surpreendi muito o meu namorado depois disso. Apesar de ainda não ter feito nada demais, sinto-me agora preparada para ousar."

O que ela deve ter sentido foi que, quando viu o que a amiga fazia, percebeu que poderia fazer também. Mesmo que a amiga lhe contasse, não iria fazer o mesmo efeito, uma vez que ela não acreditaria. "Não confio. Mas o que vi foi para mim a única forma de acreditar na informação vinda de uma mulher. Vi que ela se transformou, deixava tudo e curtia tudo; foi incrivelmente excitante, controlei-me para não me delatar e entrar no meio."

Baseado nesses e em outros relatos acumulados durante anos, vi que realmente tendo como exemplo simples corte de cabelo, que pode ter ficado uma porcaria, se uma mulher perguntar para as amigas, 99% dirão que ficou ótimo. Veja como fica difícil planejar mudanças sexuais.

Por isso, seria perfeito se todas pudessem ver, não é? Pois não é tão difícil assim hoje em dia. Já existe até uma tese para dar a ordem ideal de acontecer:

Primeiro ver uma amiga; depois, uma puta, e depois, uma desconhecida. A amiga dá para olhar escondida, sem que o namorado dela saiba, coisa de amigas! Estimula a confiança e abre a mente. Para ver a puta, pode ir a uma casa de shows de striptease. Dessa forma, poderia ver a atividade profissional com objetividade e controle. A desconhecida é facilmente possível ver nos clubes de *swing*. Você veria de tudo, desde iniciantes até profissionais, porém já seria capaz de separá-las mentalmente e tirar só as boas ideias.

Veja que não estou mandando ninguém fazer isto ou aquilo; apenas conjecturando que nada mais é difícil em termos de acesso a informações sobre sexo, sejam elas teóricas ou práticas. Aproveite e forme sua própria personalidade sexual.

Sexualmente, a mulher que já transou com dez homens transa melhor do que aquela que transou com apenas um?

Vamos deixar claro uma coisa: prática sem teoria um dia complica. Isso mesmo! Não adianta ter muitos homens; provavelmente isso só servirá para aumentar seu coeficiente sexual e, consequentemente, enrijecer sua flexibilidade sexual.

Uma mulher que tem experiência com mais homens do que outra, na maioria dos casos, é mais travada para o desenvolvimento de fantasias do que as menos vividas. A prática sem teoria acaba gerando traumas, não experiência; geralmente é fazer sem pensar antes.

É preciso que as mulheres parem de tentar adivinhar "o que os homens querem", no plural. Quantos homens você quer? Não adianta pensar assim.

Nenhuma mulher, por mais maravilhosa que seja, agradará a todos os homens. No máximo, preocupe-se apenas em saber o que o seu tipo de homem espera de você. Mas não se esqueça: nunca deixe de lado sua personalidade, seja fiel a você mesma; é o melhor que você tem a fazer.

Uma mulher não precisa ter experiência com vários homens, mas sim achar um homem que não lhe negue a possibilidade de ter todas as experiências desejadas.

Isto vale também para os homens, é claro, mas o motivo maior desse assunto está relacionado com a insegurança que percebi em muitas mulheres, que por terem se envolvido com poucos homens, ou mesmo por serem virgens, acharem erroneamente que seriam sempre prejudicadas na hora de disputar com "mulheres mais experientes". O que vale mesmo é o comportamento sexual.

Diz-se que mulher "curva de rio" assusta os homens

Curva de rio, para quem não sabe, é aquele lugar onde só para tranqueira.

Chega de ficar reclamando. Se você quer que as coisas sejam diferentes, precisa ser diferente, mudar sua maneira de agir.

Se essa história de parar encrenca em sua vida acontece uma ou duas vezes, é até aceitável; pode ser que você estivesse distraída e não tenha reconhecido que era uma furada – isso é aceitável. Agora, se isso é frequente, a única coisa que acontece com você em termos de relacionamento, então, desculpe-me, mas a culpa é sua.

Não acho legal ouvir mulher dizer cheia de orgulho: eu assusto os homens!

Esse comentário é, no mínimo, assustador!

Típico de quem anda com as pessoas erradas e ainda tentam fazer dar certo. Típico de quem não se mostra como realmente é. Típico de quem não escolhe ou não sabe escolher.

Tome cuidado: se você se depara demais com homens que considera inferiores a você, pode significar que está indo a lugares errados e agindo de forma inadequada.

Repense e descubra o que está fazendo de errado, pois, caso contrário, continuará errando. Como eu já disse diversas vezes: não existem "os homens"; toda mulher vai espantar vários homens e só um vai amá-la de verdade.

Fui parar no motel, mas ainda não tinha certeza se queria transar

Se isso acontecer, uma mulher precisa saber de que, se chegou a esse ponto, serão grandes as chances de a garota ser mal-interpretada pelo homem. Leia-se desclassificada.

Na nossa cabeça, isso pode acontecer por vários fatores, só que os que mais vêm à nossa cabeça doentia é que a mulher é leviana e vai para o motel com qualquer um, mesmo que não o tenha escolhido efetivamente.

Bem, como resolvi pesquisar a respeito disso, descobri que existiam alguns motivos os quais nem eu nem nenhum dos homens que entrevistei tinham percebido ou imaginado. Assim, achei por bem mencioná-los aqui, uma vez que foram também a razão de muitas garotas terem sido prejudicadas.

Um dos motivos é o despreparo ou erro de tática. Já vi até livros que orientavam, absurdamente no meu ver, para que a garota saísse com calcinha furada, para não cair na tentação de ir para a cama naquele dia. Outro erro de tática acontece nos casos de a mulher não estar depilada ou até mesmo menstruada e por isso desistiu, na hora vacilou.

O grande perigo para a mulher, nessas situações, é a falta de comunicação e a desconfiança do homem. Sendo claro: não dizer ao rapaz o motivo de estar insegura só servirá para ele pensar o pior. Tome coragem e conte ao seu parceiro, mesmo que seja algo que possa lhe parecer vergonhoso, escatológico (nojento) ou muito íntimo.

Por exemplo, uma leitora do meu primeiro livro me contou que estava saindo com um rapaz, mas ainda não tinha rolado sexo. Numa oportunidade, aconteceram uns amassos mais fortes, ela tirou a blusa e fez sexo oral, mas não quis passar disso e não deu nenhuma explicação ao cara. Resultado: daquele dia em diante, ele esfriou. Acontece que ela tinha feito uma lipoaspiração e preferiu não dizer a ele, achando que o satisfazendo com sexo oral já seria suficiente e poderia ganhar o tempo que precisava para se recuperar.

Pois é, mas a lógica do homem é completamente diferente. Ele, provavelmente, pensou da seguinte forma: "ela tem por volta de uns 30 anos, conversou muito comigo, ficou seminua e me fez sexo oral, mas estava insegura sobre sua atitude, como pude perceber. Conclusão: o que fez comigo, faz com qualquer um. É uma atitude leviana, uma garota tão legal, mas leviana." Ou talvez tenha pensado:

"Poxa, tava tão quente o clima, tava rolando a química perfeita, ela me parecia a mulher sexualmente perfeita para mim, mas me decepcionou, de repente veio à tona suas travas, e insegurança de estar ali comigo." Talvez por ser um cara legal, quando percebeu que ela estava se apaixonando pulou fora antes.

A mulher precisa pensar também em não tentar mentir para si própria que está pronta, caso ela não esteja realmente, a chance de enganá-lo é pequena e não vale o risco.

Claro, não sou eu que vou dizer quando uma mulher deve transar ou não. O que eu posso dizer é que seria muito bom para ela, antes de ir para a cama com alguém, posicionar-se muito bem. Para um homem de pênis ereto qualquer coisa que receber é lucro; e para você?

Sempre vale lembrar que muitos homens, por instinto, ao sentirem que uma garota é, ou está insegura em ir para cama com eles, mas libera amassos picantes ou corre riscos, podem até se tornar agressivos e rudes. Parte pela decepção com a indecisão da moça, parte por pensar que o que ela quer é justamente ser agarrada. Mais uma vez: pense e seja clara nas atitudes.

Onde ir para achar o homem da minha vida?

Sempre me perguntam onde uma garota pode ir, sem se colocar em situação de "saia justa", para estar no lugar certo.

A resposta é muito simples. Imagine um homem perguntando a você: "Você vem sempre aqui?". Se você puder responder SIM, sem nenhum constrangimento, é porque está no lugar certo.

Agora, se você tiver de pensar para responder, gaguejar ou tiver vergonha de estar no local onde está, isso será muito mau. A insegurança irá excluí-la.

Bem, agora que você entendeu a filosofia, vamos a algumas dicas:

Faça uma análise de sua personalidade, do que mais gosta: tipo de música, esporte, lazer, feiras, exposições, igrejas, eventos, shows, festas, bares temáticos como *karaokê* ou *country*. Enfim, tudo o que tenha a ver com suas reais preferências.

Daí para a frente, basta frequentar esses lugares e se preparar para negociar bemquando a oportunidade pintar e, acredite, será logo, pois você estará sendo observada! Mesmo que ninguém a aborde.

Evite bares de paquera; eles não têm personalidade e são feitos para ir acompanhada do paquera, e não para paquerar!

Entenda que qualquer lugar errado será perda de tempo ou possível queima de imagem.

Portanto, se pintar curiosidade ou falta de opção, pelo menos diferencie-se na multidão, para que seja percebida como "estranha no ninho". Veja mais sobre isso no capítulo "dicas para a balada".

Muitas mulheres acreditam que encontrar seu homem é uma questão de sorte... E é mesmo! Só que você precisa entender a definição de sorte.

Sorte é quando o preparo se encontra com a oportunidade

Se você estiver preparada, basta estar atenta às oportunidades, que nada mais são do que estar nos lugares certos e não esconder a sua personalidade. E não se esqueça do caminho inverso, se um homem quiser achá-la, onde ele a encontraria num:

Sábado de manhã?
Sábado à tarde?
Sábado à noite?
Durante a semana?

Quanto mais tempo você demorar para responder a essas perguntas, mais difícil será para ser encontrada. Meça, sinceramente, a dificuldade real de encontrá-la. Repense e mude de atitude, pelo menos para aumentar as chances de ser encontrada.

Onde você estará no próximo final de semana? Tem a ver com você? Lembre-se de ir a lugares que condigam com sua personalidade.

Buscando as oportunidades

Tenha em mente a objetividade e o aproveitamento máximo do seu tempo e dinheiro.

A mulher precisa respeitar o seu momento de ser vista. Pelo menos uma parte de suas horas de folga deve ser direcionada ao objetivo de ser vista e de conhecer pessoas. É importante, também, que a mulher facilite a abordagem.

Por exemplo, uma certa sexta-feira algumas amigas me confidenciaram que queriam conhecer pessoas legais. O quadro era o seguinte: estavam carentes e nem sentiam vontade de sair. Incentivei-as a ir para um karaokê. Na segunda-feira, uma delas me ligou e disse que todas foram jantar num restaurante japonês da moda (frequentado por *societies*) gastaram um dinheirão e voltaram ainda mais deprimidas para casa.

Claro! Não conheceram ninguém, comeram mal em função de sua própria expectativa (talvez tenham até engordado), gastaram um valor acima do que gostariam e voltaram para casa sozinhas. É como se estivessem pedindo para ficar deprimidas.

É fácil perceber que nem estavam preparadas para atingir um objetivo. A cabeça não estava legal para conhecer alguém; uma postura deprimida só vai atrapalhar, caso a mulher cruze com alguém que possa ser interessante.

Imagine, você acha que um cara que nunca viu uma mulher vai se apaixonar pelo jeitinho carente e depressivo dela? Que vai colocá-la no colo, dar apoio, amá-la?

Pois vou dizer com todas as letras: ele vai é provavelmente pensar: "Que roubada, se de cara essa mulher já é deprê, imagine o pepino que me espera se eu der corda! De problemas, bastam os meus". E olha que essa seria a melhor hipótese, pois se for um canalha, vai usar da fragilidade dela para tirar proveito, acabando por deixá-la mais caída ainda, muito pior do que estava.

Mulheres que reclamam que só existem cafajestes

Sendo bem claro, com base em minhas pesquisas, toda mulher que reclama que só existem cafajestes possui problema de comunicação ou de autoestima.

Se o problema for de comunicação, significa que ela está indo a lugares errados, vestindo-se de forma inadequada com sua personalidade ou, ainda, é displicente em seu discurso. Isso ocorre principalmente com mulheres que não percebem as mudanças de protocolo. Antes, era só a mulher que precisava escolher; se o rapaz a abordasse, era porque já tinha sido escolhida. É por esse motivo que ela vacila no papo inicial, fica insegura e não mostra ao homem a objetividade e a confiança que ele busca encontrar.

Se o caso for de baixa autoestima, a coisa já fica mais complicada e perigosa para a mulher, pois isso precisa ser resolvido o mais rápido possível, uma vez que a tendência é piorar cada vez mais. Se a mulher só arranja cafajeste, é porque não se preocupa em ser uma mulher decente, ou seja, não faz com que um homem que preste venha falar com ela. Ela mesma não respeita a si própria, não cuida de sua aparência e de suas atitudes. Esse homem pode não ser um cafajeste; pode apenas estar agindo como tal e sua obrigação é mudar de atitude ao encontrar uma garota de respeito.

Uma mulher de sucesso diz que não conhece nenhum cafajeste com naturalidade, pois ela nem sabe, mas a verdade é que eles nunca se manifestaram em sua presença. Ela impõe respeito e tesão ao mesmo tempo. Sim, porque também não basta ser respeitável; é preciso não ser hipócrita também.

Mulher cafajeste e feliz

Existe, sim. Tenho encontrado algumas pela vida, mas temo que o resultado possa não ser o desejado. Fala-se de uma mulher ser "cafa", quando ela pensa igual ao homem "cafa", ou seja, "vou me divertir com os errados, enquanto não aparece o homem certo".

Acontece que essa postura pode ser suicida, uma vez que nós, homens, não aceitamos muito bem os deslizes femininos; ou seja, se uma mulher mostrar seu pior lado, para depois querer reverter a situação, não vai funcionar como funciona com os homens!

Percebi também que algumas pareciam estar fazendo falsa pregação, como se fosse uma armadilha para levar mais mulheres para o seu lado.

Não vou ser hipócrita sobre isso: mulher cafajeste ou amante é, na maioria das vezes, considerada uma pessoa com sérios problemas de autoestima. São aquelas que precisam de ajuda e coragem para sair dessa vida.

Quem der apoio a uma mulher nessa condição e disser coisas do tipo: "melhor isso do que nada, amiga: aproveite!", apenas contribui para o seu fracasso afetivo e perda de tempo.

Quero deixar claro que não vejo problema em uma garota curtir sexo e beijo na boca, desde que ninguém de seu convívio saiba e que ela realmente esteja de acordo com sua própria conduta. Senão, é melhor desistir dessa ideia.

Antes só do que mal-acompanhada! Arregace as mangas e conscientize-se, vá aos lugares certos, procure pelas amigas e pelos amigos, ache o seu porto seguro.

Devo citar, também, que acho esse comportamento muito perigoso, mesmo para as "cafas" convictas, pois elas dificilmente serão capazes de fazer um homem se sentir escolhido e/ou estarão preparadas para mostrar sua melhor condição de negociação, se perderem a autoconfianca ou mesmo o autocontrole.

Dentre as mulheres "cafas" felizes e preparadas para fazer um homem se sentir especial que conheci, coincidentemente a grande maioria era solteira ou separada, mas já mãe. Acredito que um filho deva dar a sustentação afetiva para elas nunca perderem o amor-próprio, pois dizem que o amor pelo filho é maior que todos os amores já vividos, inclusive o de filha para mãe.

Achei muito interessante a frase que ouvi de uma entrevista de César Filho no programa do Amaury Junior: "Quem não tem filhos, não sabe o que é o amor". Mesmo eu, que não tenho filhos, pude sentir a intensidade daquela frase para ele.

Dicas e truques operacionais e filosóficos dos cafajestes

Hoje, quem é você sexualmente? E amanhã? Essa é uma boa pergunta, não é mesmo? Em primeiro lugar, vamos nos lembrar de que pode existir aquela pessoa que queremos ser e aquela que realmente somos. Assim, não adianta procurar por um homem pensando naquilo que você quer ser, ou seja, que você imagina que esse homem gostaria numa mulher.

Realmente, não adianta tentar fingir, por exemplo, no campo sexual; o ideal é buscar seus limites, sem demagogia. Pense em todas as possibilidades das fantasias máximas dos homens, mesmo naquela que para você seja a mais repugnante hoje (porque ela poderá não ser mais, amanhã). Por exemplo, você se lembra que dizia a si mesma "Vou me casar virgem" ou "Nunca vou pôr aquela coisa na boca, quanto mais engolir o que sai dela... Argh!". Pois é, a grande maioria acabou mordendo a língua...

Conscientize-se de onde você está, de quem é, e prepare-se para evoluir sempre; isso é o melhor para você.

Quero citar o exemplo de um casal de amigos, do tipo dos mais puritanos. No começo, transavam de luz apagada. Aí veio o tédio... Hoje são exibicionistas.

Temos de entender que cada um deve ir no seu ritmo, evoluindo sempre. Mas nunca vá direto ao ponto em que pretende chegar um dia, sem antes passar por todos os degraus, para depois tentar se adaptar. Pode ser perigoso, ou melhor, é muito perigoso.

Siga o meu conselho: antes de tentar uma fantasia, primeiro masturbe-se e imagine a possibilidade. Se, depois disso, você tiver a exata noção do que vai rolar e do que vai estar fazendo, então entre de cabeça, pois, com certeza, será uma boa experiência para o momento e para lembrar-se em seguida, especialmente a dois.

Pense que o que quiser fazer não deve nunca causar insegurança. Apenas nesses casos penso que é melhor se arrepender de não ter feito ainda do que de ter feito sem estar preparado.

Recapitulando como ser objetiva na procura do seu homem

COMO ERA

- A mulher se casava virgem e pedia conselhos a fontes confiáveis (mães, pais, tias, avós, amigas).
- Existia o lacre da virgindade.
- Os homens eram ensinados a procurar uma virgem para casar e usar as perdidas para passar o tempo.
- Para os homens, era dificílimo conseguir sexo.
- Não se conhecia ou se falava sobre variação de possibilidades sexuais. Era pá e pum.
- A mulher era mais segura, graças a essa pequena possibilidade de variação.
- O homem se conformava com a mediocridade da sua vida sexual.

- A mulher não gozava (nem ele sabia nem ela se preocupava).
- Os homens acreditavam que a simples penetração deveria ser o auge para a mulher.
- Existia segmentação e preconceito para grandes diferenças de idade.
- Existia segmentação por "tribos" (bares, danceterias).
- Bares eram locais para casais.
- A moda era simples, basicamente fácil de entender e refletia a personalidade de quem a usava.
- A sedução era mais regionalizada, restringia-se a um determinado raio de proximidade (morar perto). Isso dava acesso ao passado das pessoas, uns conheciam coisas dos outros.
- Consequentemente, as pessoas eram mais transparentes e objetivas. Sem máscaras.
- A mulher seduzia, mas não atacava.
- As pessoas frequentavam determinados lugares, então era possível avaliar atitudes com calma.
- Só existia príncipe (bom moço) ou sapo (canalha).
- O caminho era um só: casamento e filhos, sem possibilidade de enrolação.

COMO ESTAMOS HOJE

- Cafajeste, surge esse espécime, que fica entre o príncipe e o sapo.
- Somos a primeira geração do sexo antes do casamento.
- Ninguém mais confia em conselhos de mãe (por defasagem), e um cafajeste amigo virou o melhor conselheiro.
- O equivalente de hoje ao selo da virgindade é o orgasmo, a satisfação de ambos.

- Avaliamos como fomos avaliados. E muitos ainda procuram uma virgem para se casar ou avaliam o coeficiente sexual.
- É possível ter sexo facilmente.
- Tudo é falado entre amigos, é até possível ver sexo ao vivo nos locais adequados.
- Homem já não se conforma com uma vida sexual medíocre.
- O homem exige que sua parceira sexual goze. Senão, das duas uma: ou ele não é bom ou ela é que não é.
- Diferença de idade é comum, porém prejudica mais as mulheres.
- Ninguém sabe onde encontrar ninguém, todos vão a todos os lugares.
- Existe uma proliferação de bares de paquera, o que é péssimo para as mulheres.
- Ninguém entende a moda de hoje. Ela não reflete a personalidade, porém os homens ainda olham; cuidado!
- Todo mundo mora longe. Como saber com quem se está lidando? Não temos referências.
- Todo mundo usa máscaras, pois é mais fácil e cômodo. Porém, pode ser fatal. Há um momento em que a máscara começa a se confundir com a pele.
- As pessoas mudam de lugar e é difícil encontrá-las; sendo assim, precisamos de intimidade instantânea, mesmo antes de tentar avaliar atitudes.
- Os homens reclamam de que "é impossível conhecer uma pessoa hoje".
- Somos a geração test-drive.
- Os homens têm medo de brochar e de ser corno, e isso afeta a sedução.

- • Os homens querem ser escolhidos, não sentir-se apenas uma opção tentativa.
- O homem está incomodado e mais inseguro com o fato de ser comparado social, física e sexualmente, pois não é mais o primeiro, e hoje tem "malhados" em todo lugar.
- A mulher está insegura, pois não sabe o que a outra faz, fez ou é capaz de fazer.
- O homem não consegue mais ficar só ouvindo o que os amigos fazem. Ele quer a puta, a mãe e a amiga.

OPERACIONAL EM CAMPO

- Falar sobre sexo e/ou escatologia. Intimidade verbal instantânea.
- A mulher precisa ouvir mais do que falar, porém deve perguntar, para evitar ser enrolada. Cuidado com frases condicionais; pode ser um teste. O homem pensa: como fui escolhido se não me mostrei?
- A mulher precisa mostrar sua personalidade e anseios com franqueza.
- A mulher não deve perder tempo com cafajestes, idiotas e não prontos.
- É indicado que a mulher cuide de sua imagem na comunidade. Deve colocar os "cafas" para correr logo. Se fizer algo considerado desabonador, que leve consigo para a tumba.
- A mulher precisa ter cuidado ao ser apresentada ou abordada. Tudo começa aí.
- Basta que a mulher deseje o homem e ele perceberá. Além de olhar, não é preciso fazer mais nada, é só facilitar a abordagem.

- A mulher, se possível, deve sair com mais duas amigas, de preferência, que tenham o mesmo objetivo que ela.
- É preciso ir a lugares que sejam mais a sua cara. Bar de paquera não tem cara!
- Use este livro para poder discutir tudo antes. É um bom álibi, independentemente do seu modo se pensar.
- Mais do que nunca, é bom que a mulher esteja preparada social, sexual e fisicamente.

Administrando o tesão

Que a masturbação traz um monte de benefícios todo mundo já sabe ou tem como saber. Para aquelas que ainda não conseguiram atingir o orgasmo, experimente:

A técnica do xixi orgástico

Essa técnica é tão simples que muitas mulheres já aprenderam a ter seu primeiro orgasmo por e-mail.

Por meio de pesquisas, percebi que algumas mulheres não atingiam o orgasmo; excitavam-se manualmente ou com apetrechos, mas paravam porque tinham medo de se urinar. Então, lembrei que a sensação para quem vai ter seu primeiro orgasmo é muito parecida com a de fazer xixi e entendi que era por isso que elas travavam.

A grande dica é a de masturbar-se em lugares onde, ao sentir que vai gozar ou fazer xixi, deixe vir sem medo. Por exemplo, dentro da banheira ou sentada no bidê ou mesmo no vaso sanitário. O único cuidado que você deve ter é o de, se for usar vibrador elétrico, não deixá-lo cair na água. O risco é que, quando pensar que está tendo um orgasmo múltiplo, poderá, na verdade, estar morrendo eletrocutada! Brincadeiras à parte, pode crer, funciona!

Acredito que não posso deixar de mencionar mais algumas vantagens sexuais, sociais, psicológicas e mercadológicas, por assim dizer, que essa prática proporciona:

Trabalha sua autoestima

É uma simples satisfação pessoal e corporal.

Traz autoconhecimento

Definitivamente, hoje a mulher pode e até é bom aprender gozar o mais rápido possível. Primeiro, pelo simples fato de ser uma criatura felizarda e capaz de ter orgasmos múltiplos; segundo porque, além de fazer o homem se sentir mais homem, vai diminuir ou até eliminar a ansiedade do parceiro, que se sentirá no direito de poder ter o seu próprio orgasmo também, sem dor de consciência. Vale lembrar que a ansiedade é a maior culpada pela ejaculação precoce.

Aumenta o seu prazer

Será útil para poder ensinar o seu parceiro a tocá-lá.

Esse é um exemplo prático, tal qual me foi relatado por uma leitora:

Pergunta: Tenho colocado várias das suas sugestões em prática com muito sucesso. Comecei a me masturbar depois de me separar do meu marido e, à medida que descobri como o sexo podia ser prazeroso, vi como era ruim com meu ex-marido.

Resposta: Ótimo, agora você sabe o que merece! Se você não se masturbasse, talvez corresse o risco de arranjar outro homem ruim de cama para você. Agora você sabe o que quer; logo, saberá escolher seu homem. E o homem que se sentir realmente escolhido respeitará você.

Testa e amplia sempre seus limites sexuais

Usando a imaginação, você pode testar o sexo antes de ir direto para a prática (sexo oral, anal, ménage, sexo grupal, exibicionismo consulte o livro *Sedução: Uma estrada de mão dupla*).

Elimina sua ansiedade

Evita que você vá com fome ao mercado e aceite porcarias. Serve para testar se você faria tudo com o parceiro antes de ter de decidir. Se você estiver pronta, vá em frente e, se decidir ir em frente, dê tudo de si logo na primeira vez.

Espalha feromônio

Apesar de algumas controvérsias, posso garantir que nós, homens, sentimos quando uma mulher está realmente interessada (excitada). Administrando sua excitação, você dominará seus hormônios e será notada. Pode crer!

Divirta-se!

Conselhos práticos para mulheres que buscam o mapa da estrada da sedução

Quando um homem e uma mulher se conhecem, entram juntos na estrada da sedução. E essa estrada, na cabeça dele, tem mão dupla, porque, se a mulher, além de atraente, tiver as qualidades e atitudes que o agradem, ele adotará um comportamento ideal e propício para se apaixonar e pegará o rumo certo na estrada, em que a próxima parada é o namoro.

Se a mulher mostrar atitudes e formas de pensamento que ele desaprova, ele poderá dar continuidade assim mesmo, mas seu interesse será totalmente focado nas vantagens sociais e, principalmente, sexuais que ele poderá obter dela, sem se comprometer futuramente. Portanto, seguindo para o lado inverso da estrada.

Cinco passos de cada um, na mesma direção

Mulher

1. Posicione-se, analise-se, trabalhe sua autoestima.

Antes de começar a andar por essa estrada, a mulher precisa fazer uma autoanálise. É o momento em que ela deve descobrir, avaliar e firmar sua personalidade, características e filosofias de vida.

2. Defina o perfil e mapeie os hábitats dos seus possíveis alvos.

"Que pergunta você faz para avaliar um homem?" Incrível como esse passo pode ser perigoso para uma mulher na fase da sedução! Ela pode acabar como um bebê na fase oral (quando leva tudo à boca e engole), solto num supermercado, na seção de inseticidas. Não arrisque nada com quem não está em seu grupo de interesse; é pura perda de tempo. Para passar por essa fase sem errar, o caminho certo é primeiro pensar em como é seu homem e onde ele pode estar.

Como fazê-lo? Defina um padrão de homem desejado. Caráter, pontos excludentes como estudo, profissão, filosofia de vida, responsabilidade, aparência, raça, família, religião, hábitos (fumar, dançar, beber) e se ele está no tempo de se amarrar.

3. Cuidado! Selecione sem dó. Não perca seu tempo e sua noite com um chato. Despache-o para procurar quem realmente interessa.

As mulheres precisam parar de tentar fazer um relacionamento dar certo quando o homem não se enquadra no que ela quer. Se você ficar na dúvida, pare e pense no passo anterior. Não arrisque, pois o risco é infinitamente maior para a mulher, sem contar que essa insegurança será vista como leviandade. Nós homens somos criados para pensar assim: "Se nem ela mesma se valoriza, não serei eu que vou correr o risco de ser traído no futuro". E quem nos ensina esse machismo são as nossas mães, que são mulheres. Portanto, não nos culpe; você pode acabar fazendo isso com o seu filho também.

4. Quando achar o homem certo, verá que ele lhe dirá o mesmo.

Para nós, homens, o importante é ser o escolhido não seduzir a mulher, pois a mulher que conseguimos seduzir nos deixa na dúvida se outro qualquer não a seduziria também. Por isso, não importa quando os contatos físicos acontecem, se é no primeiro ou no décimo encontro, mas sim como ela fez para decidir deixar acontecer. **A questão é se a mulher escolheu, se tomou a iniciativa por vontade própria, não porque foi levada a isso.** Veja que nem mesmo é preciso saber quais são os limites da mulher; se o homem souber que ela tem a linha de raciocínio desejada, saberá que ela será a melhor de todas!

5. Tudo certo? Então é hora de mergulhar de cabeça, sem restrições.

Se todos os pontos acima estiverem bem definidos, chegou a hora de ligar o botão "dane-se" e se apaixonar de verdade. Entretanto, não se deve esquecer que existem lombadas nessa estrada, e que, para nós, homens, é uma escolha difícil. Cabe à mulher fazer o homem raciocinar corretamente, ou seja, é ela quem o ensina a amar e, para recompensar o aluno, dá-lhe um "presentinho". É sempre bom lembrar que o único amor que o homem reconhece desde cedo é o amor da mãe, totalmente incondicional. Então, não se desespere tentando pressionar um homem. Não se rebaixe, estipule seu preço e, se ele não puder pagar, dá até para entender. Mas se o caso for o de ele não querer pagar, seja uma mulher de fibra e coloque-o para correr, sem dó.

Homem

1. Tenha certeza de estar pronto para mudar ou afirmar seus novos valores.

No tempo certo, você perceberá que suas preferências podem mudar. Do mesmo jeito que você deixou de gostar do Falcon e de outros brinquedos, vai evoluir e não verá mais sentido em viver sem o amor de uma mulher. Lógico que isso só vale se o tesão e a sacanagem continuarem sempre!

Existem dois tipos de homem: os prontos e os não prontos. Para os prontos, não há o que dizer. Mas, para os que ainda resistem ou são incrédulos com a possibilidade de serem felizes com um relacionamento estável, digo que, na qualidade de representante dos "ex-cafas" satisfeitos com a vida, a coisa é boa.

Falando aos não prontos, digo que entendo muito bem o que se passa na cabeça deles: "Puxa, a vida de solteiro é muito boa, muita sacanagem, variedade e nenhuma cobrança... depois que eu me casar ou mesmo começar a namorar, a tendência é só piorar a vida... só pode ser assim!". Amigo, você já ouviu falar sobre a lagarta que come e dorme, pensa que sua vida vai acabar, mas um belo dia vira uma borboleta e passa a ter uma vida maravilhosa? Namorar com a garota certa é um tesão, pode acreditar, e a vida com ela é muito legal.

Cara! é muito bom curtir uma mulher. Tentar entendê-la e explorar seu mundo. Sair e viajar com casais de amigos também é muito gostoso. Devo colocar também que sua saúde, qualidade de vida e até sua vida pessoal e profissional terão enorme impulso. Parte pela tranquilidade e paz de espírito que uma amada pode dar e parte pela ambição que só uma mulher pode lhe ensinar. Se liga!

2. Todos temos um ideal de mulher. Vá atrás da mulher imaginada.

Pense aonde ela vai à noite, que roupa usa, o que estudou, qual foi a criação familiar que teve, o que sabe e, principalmente, como ela é na intimidade e como você fará para conseguir ter intimidade com ela.

3. Esteja consciente dos novos conceitos.

Lembre-se: hoje, o importante não é mais ser o primeiro, mas sim o último homem na vida dela.

Outra coisa: a garantia de segurança hoje, para não ser traído no futuro, é a satisfação da sua parceira, não sua castidade. Não se preocupe em ficar de fora das baladas, você verá que estará se divertindo mais do que os solteiros se estiver envolvido com a mulher certa.

4. Procure pela mulher que sabe exatamente o que quer de um homem.

Sei que é difícil ainda, mas a tendência é melhorar, pois estamos divulgando muito esse apelo a elas. A mulher precisa ter comportamento social e íntimo melhor ou igual a melhor mulher que você já teve. Ou, no mínimo, deve ter potencial para alcançar seu padrão de exigência.

Tenha sempre em mente que a cidade é grande e cheia de armadilhas; não se preocupe com uma possível escolha errada, pois você encontrará a mulher certa. Ela pode estar bem na sua cara!

5. Quando encontrar a mulher certa...

A primeira coisa que você precisa entender é que, mesmo sendo maravilhosa, ela normalmente estará insegura. Não que a insegurança faça parte da personalidade dela, mas porque lhe faltarão fontes confiáveis de informação. Lembre-se: somos a primeira geração em que as famílias, ainda que um pouco a contragosto, aceitam o sexo antes do casamento. Passe a usar a filosofia de que, em princípio, toda garota é legal, até prova em contrário.

Se você gamou, ótimo! Só não se esqueça de que, quando acaba a fase da sedução e o relacionamento se transforma em namoro, o jogo não será mais de igual para igual, pois a mulher passa, inevitavelmente, a nos dominar. Se você souber de algum pesquisador, livro ou site, qualquer coisa que nos ajude nessa fase, avise-me, por favor!

Dicas para as mulheres usarem na balada

Chegar cedo é uma boa dica. Geralmente os bons rapazes chegam cedo, para poder observar as mulheres desde o princípio. Aqueles que chegam mais tarde, normalmente, estão a fim de pegar o bonde quente. Observam se na fila tinha muita mulher sobrando e se eram bonitas. São oportunistas, geralmente sem intenção de namorar; aliás, muitos deixam a namorada em casa e depois saem por aí.

Como guerra é guerra, e tempo e segurança devem ser levados em consideração, vale a pena dar uma de quem está esperando por alguém, na entrada do local, para ver quem chega, com quem chega e até mesmo como chega. Não por materialismo, mas para poder ter alguma informação que poderá ser usada em seu favor.

Imagine que um cara que você discretamente viu chegando com amigos, de repente, a aborda e mente, dizendo que veio sozinho. Você pode querer me perguntar: o que significa isso? Pois é, eu também não sei, só sei que ele estava mentindo, logo, caia fora ou exija explicações na hora.

Uma dica legal, para o caso de você estar com amigas e amigos, é sentar-se num local de fácil acesso, nunca no fundo, perto da parede. Deixe esse local para as que já são comprometidas ou, pelo menos, revezem. No caso de haver homem na mesa, sente-se bem longe dele, na outra ponta. Saiba que nós, homens, respeitamos muito a presença de outro homem à mesa. Eles, de fato, afastam os cafajestes, mas acabam também por intimidar bastante até os bons moços.

Tenha paciência; como já disse, um homem avalia e pergunta sobre uma garota para seus amigos de turma. Então, é melhor não cair em tentação e ficar, por ficar, com alguém da turma. Todos os caras tentarão, mas, se você souber o que quer, depois eles desencanam e até a indicam para ser namorada de colegas que pintam na turma.

Divirta-se e aproveite de verdade, esteja você jantando ou tomando sorvete, batendo um bom papo com uma amiga ou amigos, seja feliz. Evite ter alguma mulher desesperada na mesa, olhando para todos os que chegam, demonstrando sua ansiedade. É preciso relaxar.

Uma coisa importante é tentar perceber qual é a do cara. Por exemplo, observar quem está dançando com vontade, quem está só fazendo companhia (dançando sem vontade), quem está fingindo que está dançando só para galinhar. Estabeleça seu ponto de vista e não se importe em parecer preconceituosa. É o seu tempo que está sendo investido, sua vida que está em jogo. É bem melhor não errar mais, não é mesmo?

Cabe ainda dizer que as mulheres correm grande risco quando saem para conhecer alguém e procuram estar extremamente lindas, sem falar quando começam a desfiar o enorme rosário de suas qualidades. É desestimulante. Se rolar de o cara se interessar, o provável será encontrá-la, na próxima vez, mais feia e só descobrir como novidade os seus defeitos.

Se você gostar, procure, de preferência, lugares que toquem pelo menos uma sessão de música lenta, pois é uma excelente chance para os mais tímidos, ou bons moços, terem democraticamente a oportunidade de poder conhecê-la.

A postura ideal para a mulher é ser sempre seletiva e cuidadosa em sua apresentação e abordagem. Em caso de uma abordagem mais agressiva, não será eficiente nem aceitável querer ser seletiva depois de já estar conversando por algum tempo. Filtre rapidamente, treine isso! Você será valorizada.

Use um cafajeste afoito em seu favor

Una o útil ao agradável; basta ter sangue frio para botar para correr o tipo errado, mesmo que ele seja um gato; não dê condição a ele e não queime sua imagem. O ideal é ser bem agressiva e dura quando for inadequadamente abordada. Os homens verão sua atitude e se posicionarão de acordo com sua postura, com respeito e interesse.

Mesmo os homens com interesses puramente sexuais muitas vezes dispensam uma garota atraente por preconceito ou por achar que é melhor não queimar o filme no ambiente em que ambos estão. Uma mulher muito vulgar, mesmo sendo um tesão, encontrada numa festa em que um homem pode cruzar com a mulher de sua vida, é dispensada sem o menor constrangimento. No máximo, ele pode pegar o telefone discretamente para ligar depois.

Facilitar a abordagem é a fórmula para ser encontrada pelos bons moços. Caso contrário, são os cafajestes (muito mais caras de pau) que geralmente chegarão até você. Se isso acontecer, não deixe que o cafajeste embace sua vida; não tenha conflito, ponha-o logo para correr!

Veja que, para facilitar a abordagem, é preciso bom-senso, percepção e estratégia. Vai depender do local em que você está – boate, danceteria, bar, karaokê, academia –, enfim, qualquer lugar onde perceba a presença de alguém que lhe interesse.

Sempre existe algo que você pode fazer; pense: "se eu fosse ele, como faria para puxar papo", então dê uma ajuda ficando na passagem de algum trajeto, para que ele possa usar isso como desculpa, ficando em pé por algum motivo ou deixando uma cadeira vaga na mesa. Saiba que chegar numa garota que está sentada, quando o cara está de pé, é o maior mico; todos percebem, e, se ele não tiver experiência, vai ser um desastre.

Posso garantir que é constrangedor quando o homem vai até a mesa de uma garota, toma uma tabuada e volta com cara de bunda. É terrível! Antigamente, deixava-se cair o lenço; hoje, pode ser a bolsa, a blusa, sei lá. Pense em alguma coisa e procure dar uma força para o seu destino! Filtre, mas não deixe de facilitar para o seu escolhido.

Bar de paquera

Sempre foi e ainda é um ótimo local para você ir acompanhada com sua paquera, para ambos se conhecerem melhor. Não é local indicado para conhecer pessoas. Sei que pode acontecer, e que é tentador, mas não funciona. Veja que minha função é dar dicas para maximizar seu desempenho; portanto, não adianta querer encontrar alguém indo a lugares feitos para estar com alguém.

Veja que você precisa ir a lugares que tenham personalidade, para dar uma ideia da sua, e bar de paquera não possui personalidade, é apenas temático. É preciso que você busque lugares onde outras pessoas estejam procurando também.

O homem costuma procurar a mulher para relacionamento sério principalmente durante o dia, no trabalho, na academia, nos cursos, nos almoços etc. À noite, apenas em lugares como shows, casas de música ao vivo, para dançar, cantar ou comer bem. Personalidade!

Precisamos admirar a parceira

O homem, necessariamente, precisa admirar sua mulher para se apaixonar. Não confundam o tesão do cara com admiração franca. Existem mulheres que acreditam que, ao passarem por determinado local, todos os homens que a virem ficarão apaixonados. Isso é pura loucura e decepção na certa para elas. A mulher esperta deve procurar saber os valores do homem antes de iniciar o balé do acasalamento.

Não adianta a mulher querer forçar a barra, os homens, cada um ao seu modo, sabem o que procuram numa mulher. Se uma mulher percebe que não tem o que ele admira, dentro de seus valores, o indicado é pular fora e procurar quem a valorize e a admire.

É preciso ter posicionamento, tanto para os homens como para as mulheres, não é bom ninguém querer mais que aquilo que pode carregar. Esse tipo de atitude leva a frequentes fracassos, que destroem a esperança e o amor-próprio. Veja que isso tornará ambos menos admiráveis e mais incrédulos, dificultando desnecessariamente ainda mais as coisas. **A mulher não precisa se arrumar demais** para conhecer pessoas novas ou ir para a balada. Nem é bom você estar em seu limite máximo de beleza, com o melhor penteado e sua melhor roupa, quando tiver a intenção de conhecer um cara. Se conseguir e ele convidar para jantar num outro dia, provavelmente não poderá mais impressioná-lo; a tendência será só decair depois do primeiro encontro. Use roupas para curtir, sem exageros para atrair.

Essa é a minha dica, sem contar que, muitas vezes estar arrumada demais pode caracterizar desespero e mascarar sua real e bela personalidade.

Tirando a roupa

O ato de tirar a roupa é de suma importância para entender as intenções de ambos.

Se a garota tira a roupa com firmeza, demonstrando certeza do que está fazendo, mostra ao homem que, se houve alguma dificuldade para chegar a esse ponto, ele passou no crivo dela e foi escolhido.

Quando uma garota não se mostra muito certa de que deveria estar ali, tirando a roupa, é comum que o homem se ofereça a tirá-la para ela. Essa é uma faca de dois gumes, pois pode ser fetiche dele ter o prazer de despi-la, mas também podem ser outras coisas como:

- o cara está mal-intencionado e percebendo a insegurança da garota, para não correr o risco de ela mudar de ideia, ele a ajuda;
- a garota não conseguiu mostrar ao rapaz que ela o escolheu e trata-se apenas de timidez. No entanto, ele dificilmente interpretará assim. Por isso, se for esse o caso, ela deve dizer. Até, se possível, é bom treinar esse ato antes de sair com um cara pela primeira vez.

Cabe citar que é desaconselhável uma mulher usar frases como "Vou pensar no seu caso" e esperar para decidir na hora H. É bom que ela pense bem antes de fazer alguma coisa e, se for para tirar a roupa, que seja com firmeza.

Isso também deverá reduzir a probabilidade de que ela encare uma ejaculação precoce ou mesmo uma brochada do rapaz, pois elimina a ansiedade dele.

Não queira ser a mulher que os homens gostam, mas sim aquela que um homem ame! Nenhuma mulher que quer ser adorada pela maioria dos homens tem a capacidade sequer de agradar a um homem específico.

Entenda bem o que quero dizer: você quer vários homens ou um homem? Se a resposta for um homem, então por que todos deveriam estar interessados em você?

Eu já disse: se uma garota estiver queimada no grupo, não haverá mais jeito; só lhe restará mudar de grupo. Nem adianta ela tentar mudar a sua imagem em curto prazo, pois os homens não aceitam isso. Se a mulher se queimar, poderá levar anos para restabelecer sua moral. Exemplo: uma mulher vai a uma festa e fica com três caras numa boa; todos os homens que a conhecem e viram seu comportamento vão pensar: "ela é uma vaqabunda!", Desse modo, ela pode esquecer se tiver a intenção de namorar algum parente ou amigo dos que fazem parte desse grupo. Não se esqueça: os homens tiram informações antes de assumir qualquer compromisso.

Outra coisa: se uma garota achar que já queimou seu filme e quiser conferir com alguém do grupo, provavelmente não vai funcionar, ela pode esquecer. O mais provável é que todos neguem, pois assim, ela servirá para trazer amigas tão fáceis quanto ela para o grupo ou para quebrar o galho num momento de diversão. O que ela vai perceber é que, naquele grupo, ninguém vai querer namorá-la.

Entre a lógica masculina e a feminina há grandes diferenças

As mulheres cometem um grande erro quando pretendem entender os homens pela lógica feminina. Na lógica feminina, a mulher pode não gostar de um homem hoje e, mais tarde, mudar de ideia e começar a gostar. Se você acha que os homens também são assim, saiba que isso é raríssimo, para não dizer impossível.

Quando um homem conhece uma mulher, tem contato físico com ela, ou seja, tem a chance de levar adiante, se ele não for logo em frente é porque provavelmente não gostou; portanto, não irá se apaixonar mais tarde. A chance é tão pequena que não vale o risco. Esqueça esse cara! Essa possibilidade só aconteceria no caso de você não se ter mostrado como realmente é, mas aí você seria caracterizada como mascarada, iria depender de esse cara ser muito compreensivo. Sendo bem claro: se o cara a conheceu, transou, ficou e não gamou hoje, não vai gamar amanhã. Talvez algum tempo depois, mas amanhã. Não! É preciso que a mulher pare de achar que vai acontecer algo especial e faça algo acontecer. Se encontrar uma possibilidade, vá atrás, confira se estava certa ou errada. O que não resolve nada é ficar na inércia ou queimar sua imagem. Tirando isso, na sedução vale tudo; no mínimo você ficará com experiência para buscar com alguém maior precisão na próxima vez.

A mulher não deve se preocupar com quem não a quer, mas sim com quem poderá querer que ela esteja em sua vida.

Pelo menos, na prática, será mais provável e menos traumático. Nos negócios, por exemplo, é mais fácil conquistar um novo cliente do que reaver um antigo que não ficou com boa visão de uma empresa. A dica talvez seja usar da mesma filosofia que os homens têm se utilizado. Nós investimos todas as nossas forças na mulher que merece ou na que parece merecer e não naquela que mereceu um dia e já ficou para trás. O que passou, passou; não ande para trás, pois o risco de não chegar a lugar nenhum, é enorme.

Na balada, a mulher não pode ficar com um homem que fala e faz coisas que ela desaprova. Pensando em não perder o "gato", achando que, quando beijá-lo, terá o poder de mantê-lo perto e mostrar a boa garota que é, ou que ele vai gostar dela se ela ceder, saiba que está redondamente enganada. Para ele, esse seu comportamento só demonstra que você aceita cafajeste, e isso é coisa de leviana.

Lembre-se de que o homem nessa fase não tem qualquer envolvimento sentimental. Você pode até estar jogando fora a possibilidade de conhecer os bons rapazes, que a verão agindo dessa forma e acharão que você é uma mulher fácil.

É bem comum a mulher dizer que sabe como não cair em papo de cafajeste; resta saber se ela sabe que, o simples fato de dar ouvidos ao papo de um "cafa", pode estar lhe prejudicando, pois nós, homens, costumamos pensar que uma mulher deve ser cautelosa não só com sua imagem, como também não correr o risco desnecessário de ser colocada sob forte “xaveco sedutor”, uma vez que qualquer ser humano pode perder o controle. Veja que não se trata de machismo, mas sim de instinto de preservação e segurança.

Círculo destruidor de amor-próprio

Cuidado! Hoje podemos perceber que existe um círculo vicioso em que uma mulher pode entrar e se desesperar. Existem mulheres que, de tanto voltarem sozinhas das noitadas, acabam perdendo a paciência e caem na besteira de mentir para todos (um perigo para si mesma), dizendo serem liberais. Começam a ficar com todos os homens que tentam beijá-las.

Cuidado! Se isso acontece com você apenas vai deixá-la cada vez mais solitária e baixar sua autoestima. Veja como funciona esse círculo vicioso:

1- A mulher é seletiva.

2- Vai a lugares errados.

3- Conhece homens errados.

4- Cansa de ficar só.

5- Começa a crer que é melhor ficar com qualquer um do que não ter ninguém.

6- Mesmo não sendo, passa a dizer-se liberal.

7- Fica com os homens (beija ou até faz algo mais).

8- Sente-se desconfortável, usada e falsa.

9- Procura reverter a situação mostrando sua verdadeira cara para este homem errado.

10- O homem pula fora, pois não foi isso que ele comprou.

(contador do coeficiente sexual aumenta)

11- Volta a sair para lugares errados.

O detalhe é que, cada vez que você passa pelo contador, sua autoestima diminui, e você fica ainda menos seletiva e consequentemente, menos confiável e mais insegura.

Para sair desse ciclo, acho que basta frequentar os lugares certos que então, por osmose, o ciclo é revertido para só fazer bem.

Homem desconfiado

Hoje, mais do que nunca, os homens estão extremamente desconfiados com relação às mulheres. Temos de admitir que, quando saímos na noite procurando conhecê-las, se formos nos basear pelo que elas dizem, são todas perfeitas, seletivas, difíceis e espertas.

Por isso, muitos homens já se encheram de papo furado, de demagogia e de ouvir mulheres contando vantagem, dizendo serem sérias, de personalidade forte, isso e aquilo. Então, essa é a razão de termos partido para os testes práticos ou físicos.

Essa postura consiste em partir para a ação, jogar sujo, oferecer bebida, dançar, pegar firme e com sensualidade no braço da mulher, falar absurdos em seu ouvido, puxá-la para um canto, só para ver como ela reage. Não se esquecendo do detalhe de que o homem se mantém evasivo, assegura sua posição de que, se ela ficar com ele, é porque seletiva e esperta ela não é mesmo. Ele pensa que, se ela estava blefando, só serve para cadastro.

Se você é realmente esperta, demonstre claramente que não gostou do que o rapaz fez e use até de agressividade se o cara vier com saliências.

Quero deixar bem clara minha posição com relação mulheres que deixaram rolar, pois acreditavam que depois ele iria se apaixonar. Difícil!

Existem mulheres que se revoltam com a ideia de estarem sendo testadas. Mas o que elas esperavam que os homens fizessem? Que acreditassem em todas as mulheres? Isso não dá!

Na verdade, o homem ideal é aquele que testa sua mulher. Se você conhece um cara que a está testando, saiba que é porque, no mínimo, ele está procurando uma namorada. Caso contrário, ele estaria pouco se importando com suas qualidades sociais ou seus critérios. Apenas estaria de olho em seu corpo e nas possibilidades de sacanagem que você poderia lhe proporcionar.

Entretanto, o que as mulheres precisam saber é que, para os homens, esse comportamento acaba sendo uma faca de dois gumes. Quando encontramos a mulher certa, paramos e nos esquecemos de que existem outras mulheres no mundo. Concentramo-nos em procurar conhecer melhor essa mulher. A verdade é que só depois dos testes começamos a sentir que realmente estamos conhecendo uma mulher. Aí começa o processo de entrega e confiança, básico para um homem vir a se apaixonar.

Na hora de achar a mulher certa, os homens não se preocupam nem um pouco com o que as mulheres querem dos homens, mas sim com a mulher que quer um homem como somos. Apenas nos preparamos para nos tornar, a partir desse ponto, homens melhores para essa mulher que merece.

Para que saber quem inventou o casamento?
Para que tentar convencer um homem a se casar?

Procure por aquele que também acredita nas mesmas ideias que você

Na minha opinião, a boa mulher, quando está sozinha na balada, chega a ser antipática, não dá mole para ninguém. Ela só é simpática com quem já conhece; sorrisos abertos só quando estiver entre amigos. Pode até ser radical, mas é ótimo para manter a imagem.

A mulher não pode ser política, senão fica impossível conhecê-la. Costumo fazer as seguintes perguntas para muitas mulheres; aproveite e responda a esse teste agora:

1. Existe algum homem apaixonado por você hoje?
2. Você sabe se existe algum homem que não simpatiza com você?

Bem, procuro mostrar que, se não houver ninguém que não simpatize com você, é porque você deve ter uma postura extremamente política, omissa ou falsa. Caso contrário, isso é impossível.

Como um homem vai se apaixonar por alguém que não conhece? É uma coisa que para as mulheres pode ser comum, mas para nós, não!

A mulher precisa falar o que pensa e pensar bem antes de falar, não se calar ao se sentir ofendida por um comentário, insinuação ou abordagem de um cafajeste de plantão.

A regra é não se preocupar com quem vai fugir de você, mas sim com aquele que não vai mais querer sair de perto. Mesmo que a proporção fosse de 100 para 1, que você acha que valeria mais a pena? Cem homens que irão embora ou um que será seu companheiro e pai dos seus filhos? Namoradinha do Brasil e boazinha deixe para a Regina Duarte e a Sandy, que, aliás, já devem estar cansadas desse fardo.

A mulher não deve cair no papo do "hoje em dia..."

Essa frase só você pode falar para si mesma; se um cara falar, é porque, em vez de estar testando, pode apenas estar querendo induzi-la. Ou, o que é mais comum: as duas coisas ao mesmo tempo. Induzindo e testando, ele vai emplacar alguma coisa com certeza.

Cabe à mulher mostrar claramente com o que concorda; porém, antes, exija que ele se posicione:

Exemplo: se ele diz que hoje em dia é normal ficar e beijar na balada, transar por transar etc. veja que ele não disse "Que ele acha normal", apenas disse que "Hoje em dia é normal". Antes de se manifestar, pergunte o que ele acha disso. Exija que ele mostre o ponto de vista dele, e não o que os outros estão fazendo. Cortando esse "papo", uma mulher hoje já elimina grande parte de "cafas" metidos a espertos. Cuidado.

Homem só serve se estiver procurando uma mulher

É a lei da oferta e da procura. Nesse caso, digo que uma mulher deve, antes de tudo, saber se o homem está pronto e procurando a mulher certa.

Quando o homem está nessa fase, já amadurecido, a negociação torna-se tranquila. Posso dizer que fica até fácil para a mulher se ela não se esquecer de que ele sempre ficará atento aos fatores sociais e sexuais para ele importante e também se ela não tiver características excludentes nesses dois aspectos. Mas, sem dúvida, ele será bem mais compreensivo e otimista.

O homem que ainda não está totalmente pronto geralmente é mais desconfiado e pessimista, ou seja, qualquer coisinha que a mulher faça ou fale, mesmo sem comprovação de se era blefe ou qualquer bobagem tática dela, ele já a coloca na condição de cadastro e não vai haver santo que mude a cabeça dele!

Penso que nem seria preciso dizer, mas a máxima para se ter em mente é que num bom negócio todos devem ganhar, então ambos devem se certificar disso, estabelecendo claramente seus interesses.

Boato não segura homem nenhum

Existem mulheres que saem duas ou três vezes com um homem e já espalham que estão namorando, apresentam o rapaz para a família e querem logo conhecer a família dele. Uma postura de fincar bandeira. Aconselho a você esquecer esse tipo de atitude, pois só vai queimar sua imagem.

Dizer que está namorando um homem que ainda não a assumiu, embora vocês estejam saindo há algum tempo, pode ser a pior escolha. Pode embaçar sua visão e impedir que você perceba que pode não passar de uma cadastro para ele. Você estará empatando o seu tempo; o pior é que, enquanto estiver com esse cara, estará com a porta fechada para outra possibilidade bem melhor.

Perceba que, se você não consegue decidir sua própria situação e permite ser usada sem compromisso durante meses, para muitos homens isso é visto como nada mais do que leviandade e burrice.

Só para completar, se acontecer de uma mulher estar saindo com um homem há alguns meses sem que ele se decida, pois existe um motivo nobre ou uma justificativa irrecusável, e se ela quiser dar um voto de confiança, tudo bem. Mas, então, mantenha sigilo e exija o mesmo dele.

É namoro ou cadastro?

É muito comum eu receber e-mail de mulheres que me questionam sobre isso. Dizem estar namorando um cara há três meses. Mas em três meses só se viram quatro vezes. O que acontece é que ela deve ter dado essa abertura ao cara, e ele, como não é bobo, deixou rolar. Ou pode ser que ela tenha pegado um canalha pela frente. Já ouvi mulheres se justificando e dizendo que foram pedidas em namoro, porém nenhuma questionou o que o cara pensava sobre namorar. Por exemplo, tenho conhecidos que acham o termo namorar, sinônimo de "tirar um sarrinho", "curtir a vida numa boa", "test-drive corporal e social para usufruir de mordomias". Enfim, tal e qual na traição, os termos do namoro precisam ser discutidos, para que, pelo menos, ambos saibam exatamente o que está sendo proposto e quais são seus limites.

Para ser um pouco mais claro, gostaria de comentar que, namoro, para mim, é quando, principalmente no início, o cara aproveita cada segundo livre para estar com a garota; se houver corpo mole para isso, a garota pode ser cadastro. Se liga!

O homem frequenta lugares...

Os homens preferem frequentar certos lugares e um ou dois desses lugares preferidos são locais onde acreditamos poder encontrar a mulher certa. Temos alguns motivos básicos para isso:

- O lugar é frequentado por mulheres que nos atraem de alguma forma, não necessariamente pela beleza.

- O lugar representa bem a personalidade da mulher que procuramos e, muitas vezes, até a nossa própria.
- Acreditamos que, ao frequentar o lugar, podemos avaliar as mulheres que o frequentam também.
- Por conhecer bem o local, fica mais fácil monitorar o comportamento de alguém que nos chame a atenção.

Reforçando: lembre-se de que é mais produtivo e confiável frequentar um lugar que seja sua cara do que tentar mostrar sua cara em qualquer lugar.

Um homem monitora dezenas de mulheres numa noite

Existe uma incrível ingenuidade de algumas mulheres ao acreditarem que um homem só começará a prestar atenção nela ou avaliar sua conduta depois que deixar algo claro com olhares ou até mesmo com uma abordagem direta. Errado!

Quando os homens estão caçando, monitoram dezenas de mulheres ao mesmo tempo, isto é, basta uma passada de olhos uma vez pela garota, mesmo que a distância, para que ela esteja dentro do seu raio de monitoramento. Explicando melhor, é como estabelecer um mapeamento prévio das possibilidades do local.

Observamos como a garota anda, se está com o radar ligado, se olha para todos os caras, se está feliz, se está triste, seu modo de se vestir, se está bebendo, fumando, como ela age ou olha quando cruza conosco e como reage às investidas dos cafajestes. Nessa etapa é que preparamos a estratégia de abordagem e começamos a ver a direção que tomaremos se pintar uma oportunidade. Já começamos a pensar se a garota é para cadastro, se é para namorar ou se ainda não conseguimos formar opinião a respeito.

Até acho incrível como isso ocorre, pois bastam alguns minutos dentro de uma danceteria para um homem já ter em mente uma meia dúzia de mulheres, já sentiu atração física latente, classificadas até por ordem de preferência. Acredite!

Veja o lado bom: praticamente todos os homens de um local terão notado sua presença, mesmo que não te abordem. Use essa informação a seu favor.

O preconceito

No fundo, acredito que a mulher precisa ser preconceituosa. Isso mesmo; penso na própria origem da palavra "preconceito", ou seja, ela deve ter bem claro aquilo que quer e o que não quer para si mesma. Pode até ser radical, mas é mais eficiente.

Veja como os homens agem: quando estamos na fase de encontrar a mulher certa, somos altamente preconceituosos. Se existir uma boa demanda, isto é, se soubermos que existem várias mulheres com as quais ainda não falamos, isso nos permitirá ser ainda mais exigentes. É por isso que o homem tem se tornado cada vez mais preconceituoso.

No meu site www.seduzir.com.br e em pesquisas, foram citados muitos preconceitos masculinos: fumo, religião, cor, tatuagem, se a mulher já tem filhos, classe social, nível de escolaridade, coeficiente sexual e imagem (baseada no comportamento dela e no que as pessoas falam dela).

Segundo o Dr. Malcom Montgomery, famoso ginecologista, existem casos de homens tão preconceituosos que, no caso de a mulher já ter filhos, querem saber se foi parto normal ou cesariana, alegando – pasmem – que parto normal pode alargar o "brinquedinho".

Como já disse antes, prever tudo o que você espera achar no parceiro é difícil, porém, saber o que você não quer encontrar novamente é fácil!

Não fiz uma pesquisa profunda sobre os preconceitos femininos, mas percebi que as mulheres são bem menos preconceituosas que os homens e citam mais comumente assuntos relacionados à situação financeira do pretendente. Achei interessante uma mulher cuja única restrição era com relação a médicos, pois não queria correr o risco de ter de passar noites sem o marido no futuro.

Uma mulher poderia dizer sobre isso: "mas acontece que o mercado está para os homens; nós, mulheres, não estamos podendo escolher ou exigir".

Errado!

Lembre-se do que sempre digo: os homens têm necessidade de se sentirem escolhidos; portanto, se uma preconceituosa nos escolhe, isso nos faz sentir especiais.

O homem mostra rápido a cara na conquista; basta prestar atenção

Conquistando uma cadastro especial – ele age mais relaxado, porém engana bem as mulheres, uma vez que chega a investir seu tempo e atenção, aproximando-se um pouco da postura do canalha, mas de maneira mais sutil e menos ofensiva. Seu interesse costuma estar baseado em:

- Sexo – quando se trata de uma gostosa ou de uma safada de primeira, que ele sabe que poderá render sexo fácil, muitas fantasias, ou que ele sente que poderá usar em orgias ou ménages mal-intencionados.

- Social – quando se trata de uma mulher que pode lhe trazer grandes benefícios sociais ou morais. Nessa categoria, entram as chamadas mulheres troféu, do tipo celebridades e famosas.

Conquistando a mulher certa – acontece quando o homem se depara com a provável mulher certa. Nesse caso, ele fica mais atencioso que o normal, porém muito mais atento. Leva muito a sério seu início de envolvimento e procura mostrar sua personalidade o mais rápido possível, sem chocar, mas de maneira franca, pois quer ter certeza de que ela irá conhecê-lo muito bem, para não levar um fora depois que já estiver gamado. O homem faz com que, se for para dar errado, aconteça logo.

Para ilustrar, cito um e-mail que recebi de uma leitora:

"Eduardo, você dá dicas essenciais para nós, mulheres, só que conquistar um homem e namorar é quase impossível para mim. Não consigo namorar; sempre 'fico' ou no máximo vira um 'caso', mas logo depois sou trocada por outra. Foi o que aconteceu recentemente; o meu 'caso', que só ligava para transar, está com outra. Ele é um cafajeste, e tentei mudar isso, mas não consegui. Estou me perguntando o que fiz de errado e se devo continuar com ele, se ligo ou não. Estou confusa e com a minha autoestima lá no pé. Sei que não deveria estar assim, mas você me entende, né? Mudar um 'cafa' não é tão fácil assim ou será que sou eu que preciso mudar. Afinal o que deve mudar?"

Resposta: Você nunca saberá se conseguirá mudar um cafajeste, o que você poderá vir a saber é que esse cara legal que você tem hoje foi um cafajeste no passado. O "cafa" vira "ex-cafa" na hora, se ele não agir como um com você. Ele pode até tentar uma ou duas vezes, ou até escorregar uma vez, mas no geral será atencioso desde o início. Se o cara agir como um "cafa" com você, esqueça. Não perca seu tempo e autoestima e bote-o pra correr. Provavelmente você não ficou atenta aos sinais e deixou, convenientemente, o barco correr, sem cobrar posicionamento da parte dele. Abra os olhos, erga a cabeça e, é claro, não ligue e nem perca seu tempo com este, nem com nenhum que se vá, apenas fique aberta e atenciosa para aquele que te interessar e aceitar permanecer sob suas condições.

Nós, homens, podemos ser sexualmente vis e imbecis

Acho de suma importância que fique registrado na mente da mulher que nós, homens, podemos ser completamente desinformados sobre sexo. Digo mais: seria até prudente dizer que o somos, no geral, em relação à mulher.

Antes, eu achava que era só na fase inicial da vida sexual, entre 16 e 20 anos, mais ou menos, mas agora, com a experiência que tenho e recentes pesquisas, pude ver como não há idade para a ignorância.

Acredito que meu primeiro contato com a ignorância sexual foi aos 11 anos de idade. Fui me confessar e deixei o padre indignado quando disse que tinha tido relações sexuais. Depois de alguns anos e de muita penitência cumprida, fui saber que ter visto os seios de uma garota não era propriamente uma relação sexual.

Aos 20 anos de idade, fiquei sabendo de outra história que merece ser contada: Um amigo, certa vez, me disse ter visto uma reportagem dizendo que os travestis iam a Paris para fazer cirurgia de troca de sexo, onde tiravam o bilau e colocavam silicone nos seios. Alguns dias depois, ele conheceu uma garota sensacional e ficou empolgado com ela. Depois de alguns dias, perguntei sobre a garota, e ele me disse ter pulado fora! Com ar de que era uma roubada!

Bem, ao questioná-lo, soube de sua incrível mistura de insegurança, imbecilidade sexual e falta de sensibilidade. Tudo aconteceu quando rolou o primeiro amasso, que ia passar direto para a primeira transa, pois ele já estava no apartamento dela. Estava tudo quente, e ele sabia que ela tinha passado alguns anos morando em Paris. De repente, ao masturbá-la, sentiu como se fosse um pênis atrofiado dentro da vagina dela. Ele já tinha estranhado, quando ela tirou a blusa, as estranhas cicatrizes em forma de "til" que ela possuía abaixo dos seios. Ele não pensou duas vezes: parou com tudo e saiu sem explicar nada! Bem, veja que a cicatriz era provavelmente de quem tirou parte de uma mama grande demais, e o tal pênis atrofiado, que ele disse ter sentido, era provavelmente o colo do útero ou até mesmo o clitóris da garota.

Podemos rir dessa história, mas me preocupei com o sentimento de rejeição que a garota deve ter sentido, principalmente por não ter recebido nenhuma explicação.

A ignorância masculina não se prende apenas à falta de informação, mas também à falta de consideração, para não dizer outra coisa; por isso, quero contar outro caso.

Um dos maiores desejos de uma mulher é ser mãe – disso ninguém discorda. Agora, imagine uma mulher que esteja namorando um cara divorciado e já tem filhos, ela esta com seus 38 anos e tentando convencê-lo a ter um filho com ela. Ele, para não correr riscos, mente que vai fazer uma cirurgia para extração de um cisto no escroto, quando, na verdade, o que faz é uma vasectomia!

O que serve de consolo é que muitos desses homens, se não procurarem evoluir, vão passar a vida inteira procurando pela mulher que idealizam. Por não perceberem que o problema de relacionamento é deles e serem hipócritas e ignorantes, quando acham uma garota sexualmente legal não perdem tempo em rotulá-la como vagaba. Devido à sua própria insegurança, preferem seduzir uma virgem, condenando-a a uma vida sexual básica, sem fantasias.

Vivi e ouvi diversas histórias como essa. É pensando nas consequências nocivas para a autoestima e a sexualidade que faço este alerta. Mulheres, certifiquem-se muito bem dos valores e conhecimentos do parceiro. Lembrem-se de que tanto mulheres quanto homens passaram a ter, cada vez mais cedo, sua iniciação na vida sexual.

PESQUISA "HOMEM HONESTO"

Não existe nada como a experiência prática para fixar conceitos e encontrar novas possibilidades.

Aqui, recomendo que cada uma faça sua própria pesquisa. Tenha o cuidado de observar apenas se o homem se enquadra, visualmente, próximo do seu ideal (idade e aparência). Isso serve para que você não fique dando ouvidos a informações inúteis.

Agora, pergunte ao primeiro homem que encontrar:

1. Você pretende se casar e ter filhos um dia?
2. Com quantos anos você pretende ter filhos?
3. Você teria filhos com uma mulher que fuma?
4. Onde você acredita que encontrará sua futura esposa? Durante o dia ou durante a noite?
5. Para sair, se divertir ou conhecer pessoas, você frequenta um lugar que gosta ou vai cada dia a um lugar diferente?

Receita de família

Aqui, coloquei as dicas operacionais, um "check-list".
Trata-se de uma receita pessoal, para aconselhamento de amigas e pessoas da família.

Desaconselhável	**Aconselhável**
- IR A BAR DE PAQUERA. - DECOTES E ROUPAS PROVOCANTES. - FICAR COM VÁRIOS Á VISTA DE TODOS. - QUERER SER MAIS QUE O OUTRO. - DIZER O QUE ELE QUER OUVIR. - ACEITAR QUALQUER ARGUMENTO. - RELEVAR. - DEIXAR-SE ENGANAR. - TENTAR FAZER DAR CERTO. - PERDER TEMPO COM HOMENS ERRADOS. - GOSTAR DE AVENTURAR-SE COM OS CAFAJESTES. - DEPENDER DE HOMEM PARA PRAZER. - DIZER NUNCA FAREI ISSO: JAMAIS. - EXIGIR FIDELIDADE. - DEIXAR O BARCO ROLAR. - SAIR POUCO E IR A QUALQUER LUGAR. - PROCURAR SEMPRE LUGARES NOVOS. - ACHAR QUE PRECISA DE PLÁSTICA. SILICONE. - DEIXAR PARA RESOLVER NA HORA. - NA PRIMEIRA VEZ. INSEGURA. INCONSEQUENTE. LIBERAR POUCO. COM MEDO DO QUE ELE IRÁ PENSAR. - PROCURAR UM HOMEM PRONTO. DISPONÍVEL. - SE ACHAR SUFICIENTEMENTE BOA DE CAMA BASEADA NA OPINIÃO DELES. - SAIR COM UMA AMIGA. - DIZER COISAS COMO: SÓ VIM COLOCAR O PAPO EM DIA E ESTOU DANDO TEMPO PARA MIM.	-DANÇAR. - *KARAOKÊ*. - ACADEMIA. - DISCRETA. *SEXY*. SUA CARA. - SELECIONAR. SE ESCONDER OU FICAR COM UM SÓ. - FAZER O OUTRO SE SENTIR UMA PESSOA MELHOR. - DIZER O QUE PRECISA SER DITO. - ATENTA, DETALHISTA. - CRÍTICA, QUESTIONADORA. - PROCURAR QUEM A MEREÇA E QUEIRA. - DESPACHAR RÁPIDO. - SABER QUE ELES EXISTEM MAS... - MASTURBAR-SE. - DIZER TALVEZ. QUEM SABE? - CONQUISTA. - FIDELIDADE. - SABER ONDE IR. SAIR SEMPRE E FREQUENTAR LUGARES QUE SÃO A SUA CARA. - SE GOSTA. PREFERE MARCA DE *TOP-LESS* E FIO DENTAL. - RESOLVE ANTES. JÁ VAI ENCONTRÁ-LO DE CORPETE, DE CINTA-LIGA. - SABE POR QUE ESTÁ LÁ E COM QUEM. - LIGAR O DANE-SE. - DAR O MÁXIMO DE SI. DETONANDO O CARA. - MOSTRAR-SE CAPAZ DE DEIXAR QUALQUER HOMEM PRONTO E SABER QUE SERÁ ACHADA.

- FUMAR OU BEBER ENCOSTADA EM BALCÃO. - NÃO DAR IMPORTÂNCIA À PARTE ÍNTIMA. - DESCOBRIR NA CAMA O ERRO DE ESCOLHA. - TER ASSUNTO QUE NÃO SE CONVERSA. - NÃO ATINGIR O ORGASMO OU NÃO EXIGIR. - FAZER COISAS PORQUE ELE QUER. - NUNCA PENSAR EM SACANAGEM BIOLÓGICA. - NÃO SABER NADA SOBRE PÊNIS. - TER NOJO. MAS FAZER E COSPIR COM ÂNSIA. - NÃO SABER SEU VALOR. - QUERER SER MOLDADA POR ELE. - EXPERIENTE PARA ELA SIGNIFICA TER ESTADO COM VÁRIOS HOMENS. - MUDAR SEMPRE DE LUGAR. -TENTAR CONQUISTAR, ABORDAR.	- SE COMPARAR A OUTRAS MULHERES. SEMPRE MANTER-SE ATUALIZADA. - SAIR EM TRÊS OU MAIS, OU SOZINHA. - DIZER COISAS COMO: QUERO ACHAR O PAI DOS MEUS FILHOS. OU O HOMEM DA MINHA VIDA. - MOSTRAR-SE SAUDÁVEL E DISCRETA. - EXIGIR POSTURA E PRONUNCIAMENTO. - DOAR-SE SEMPRE. SABER QUE SEXO E AMOR SÃO COMPLEMENTOS. UMA TROCA. - ESPERA TER PERSPECTIVAS DE USAR. - FALAR MUITO ANTES PARA EVITAR. -FALAR SOBRE SEXO. DIARREIA ETC. - GOZAR FÁCIL E FAZER QUESTÃO. - FAZER PORQUE ELE GOSTA. PORTANTO, LHE DÁ PRAZER. - ENTENDER E SE PRECAVER. - CONHECER O PONTO G DELES. - NÃO FAZER. OU ENGOLIR. - COBRAR ALTO PREÇO OU O JUSTO. - TER SUA PERSONALIDADE. - PARA ELA, TER TIDO VÁRIAS EXPERIÊNCIAS COM O MESMO HOMEM. - FREQUENTAR LUGARES OU UM ÚNICO LUGAR. -INSINUAR. SEDUZIR E FACILITAR.

Questionário de avaliação do comportamento sexual feminino

Para preencher sozinha e fazer autoanálise e/ou trocar informações com as amigas.
(Também disponível no site: www.seduzir.com.br)

1. Idade.
2. Cidade(s) em que morou nos últimos 10 anos.
3. Cidade ou bairro em que mora hoje.
4. O que estudou.
5. Em que trabalha.
6. Religião.
7. Descendência dos seus avós (italiana, portuguesa etc.).
8. Estado Civil.
9. Você sonha em se casar?
10. Qual a idade você acha ideal para uma mulher se casar?
11. Você sonha ser mãe?
12. Você sabe cozinhar o básico?
13. Você se acha bonita?
14. Qual o seu peso?
15. Qual a sua altura?
16. Você é tímida, meio-termo ou extrovertida?
17. Cite duas partes de seu corpo que você mais gosta.
18. O que você (se pudesse) mudaria em seu corpo?
19. Existe algum homem apaixonado por você?
20. Você sabe se existe algum homem que não simpatiza com você?
21. Sua família sabe abertamente de sua vida sexual ativa? Quem?
22. Você já viu revista de nu? Quais?

23. Você já viu revista pornográfica (na qual haja penetração)?
24. Você já viu classificados com fotos de pessoas para transar?
25. Você já viu filme pornográfico? De que cena você lembra?
26. Você já foi a alguma casa de strip masculino?
27. Você já foi a alguma casa de strip feminino?
28. Você já conversou com alguma garota de programa sobre o trabalho dela?
29. Você sabe onde fica seu clitóris e para que ele serve?
30. Com quantos anos você perdeu a virgindade?
31. Quem era o rapaz (amigo, namorado, primo etc.)?
32. Quantos parceiros com sexo você teve?
33. Com quantos desses você chegou a namorar mais de seis meses?
34. Quantas vezes por mês vocês costumavam transar quando namoravam?
35. Você se acha boa de cama?
36. Baseada em que você respondeu a questão anterior?
37. Alguém já elogiou seu desempenho sexual?
38. Alguém já criticou ou desaprovou seu desempenho sexual?
39. Você se masturba?
40. Você tem certeza de que chega ao orgasmo?
41. Quantos anos tinha quando começou a se masturbar?
42. Você atinge o orgasmo se masturbando?
43. Você gozou pela primeira vez se masturbando ou transando?
44. Que você saiba, quantas amigas suas se masturbam?
45. Você já perguntou como ela(s) costuma(m) se masturbar?
46. Como você se masturba?

47. Você já fez um homem gozar fazendo sexo oral nele?
48. Você já engoliu o esperma quando fez sexo oral?
49. Você já fez sexo anal?
50. Você gosta ou não gosta de sexo anal?
51. Em que posição você fica quando transa anal?
52. Você já viu ao vivo e de perto, a vagina de outra mulher?
53. Você já viu outro casal transando ao vivo?
54. Você atinge o orgasmo sempre que transa?
55. Você faz questão de gozar quando transa?
56. Algum namorado já te propôs transar a três com homem ou mulher?
57. Você já participou de uma transa diferente, três pessoas ou mais?
58. Você já transou com uma mulher?
59. Você já teve a curiosidade/ fantasia de transar com outra mulher?
60. Se você tivesse de transar com outra mulher famosa, quem seria?
61. Cite uma fantasia sexual que você pretende realizar um dia?
62. Qual a sua fantasia sexual mais bizarra (sem certeza de realiza-lá)?
63. Você já fez teste de Aids alguma vez?
64. Na sua opinião, quais seus pontos negativos como mulher?
65. 65. Na sua opinião qual (quais) seu ponto positivo como mulher?
66. Se a dor é a pior sensação para o corpo humano, qual é a melhor?
67. Que perguntas você faz para avaliar um homem?
68. Que pergunta você gostaria de ter coragem de fazer a um homem?

Questionário de avaliação do comportamento sexual masculino

1. Idade.
2. Cidade(s) em que morou nos últimos 10 anos.
3. Cidade e bairro em que mora hoje.
4. O que estudou.
5. No que trabalha.
6. Religião.
7. Descendência dos seus avós (italiana, portuguesa, etc.).
8. Estado civil ou se tem namorada.
9. Você deseja se casar?
10. Qual idade você acha ideal para um homem se casar?
11. Você quer ter filhos?
12. É importante para você uma garota que saiba cozinhar o básico?
13. Você se acha bonito?
14. Qual seu peso?
15. Qual sua altura?
16. Você é tímido, meio termo ou tigrão?
17. Cite duas partes do seu corpo que você mais gosta.
18. O que você mudaria no seu corpo?
19. Você tem uma garota para simples transa?
20. Tem alguma garota que te odeia?
21. Você já viu revistas de nú (quais)?
22. Você já viu revista pornográfica (onde haja foto de penetração)?
23. Você já viu classificados com fotos de pessoas para transar?
24. Você já viu filme pornográfico? Que cena você lembra?
25. Você já foi a alguma casa de strip masculino?

26. Você já foi a alguma casa de strip feminino?
27. Você já usou dos serviços de uma prostituta?
28. Você se preocupa com o tamanho do seu pênis?
29. Com quantos anos você perdeu a virgindade?
30. Quem era a pessoa (profissional, amizade, parente, etc.)?
31. Quantas parceiras com sexo teve?
32. Com quantas dessas você chegou a namorar (mais de seis meses)? Quantas vezes por mês vocês costumavam transar quando namoravam?
33. Você se acha bom de cama?
34. Com base em que você respondeu à questão anterior?
35. Alguém já elogiou sua performance sexual?
36. Alguém já criticou ou dasaprovou sua performance sexual?
37. Você se masturba? Se sim, quantas vezes por mês e onde (casa, trabalho, escola etc.)?
38. Quantos anos tinha quando começou a se masturbar?
39. Você já viu alguma vez, ao vivo outro homem/garoto se masturbando?
40. O que você pensa quando se masturba?
41. Você já broxou alguma vez?
42. Alguma vez alguma mulher já enfiou o dedo no seu ânus? O que você achou disso?
43. Que você saiba, já foi traído?
44. Você já fez uma mulher atingir o orgasmo?
45. Você já colocou o dedo na vagina e cheirou sem ela perceber?
46. Você já fez ou faz sexo oral em mulher?
47. Você já pegou uma garota malcheirosa? Como foi? O que você fez?
48. Alguma mulher já te fez sexo oral?
49. Alguma já engoliu o seu esperma? O que acha disso?

50. Você já viu o pênis de outro homem (ao vivo)?
51. Você já fez sexo anal numa mulher? Gostou?
52. Se fez sexo anal numa mulher, porque o fez (ela quis ou você)?
53. Você já viu outro casal transando ao vivo?
54. Você atinge o orgasmo sempre que transa?
55. Quantas vezes você goza por transa?
56. Você faz questão que a mulher goze?
57. Alguma namorada já te propôs transar a três? Com homem ou mulher?
58. Você já participou de uma festa diferente, três ou mais pessoas?
59. Você já teve vontade de transar com outro homem?
60. Você já teve alguma experiência homossexual? Qual?
61. Você já teve alguma experiência com travesti?
62. Cite uma ou mais fantasias sexuais que você pretende realizar.
63. Cite a fantasia sexual máxima (ou mais ousada) que você faria com sua namorada ou esposa.
64. Você já fez teste de AIDS alguma vez?
65. O que você pensa de uma mulher que já transou com outra mulher uma vez?
66. Como você avalia (que pergunta faz) se uma mulher é "pra comer" ou "pra namorar"?
67. Que pergunta você gostaria de poder fazer a uma mulher?
68. Com quantos homens uma garota pode transar, sem que você a considere uma "vagaba"?
69. O que acha da Fórmula do livro (Coeficiente sexual de segurança), para medir se uma garota é confiável para namorar?

Considerações finais

Ao longo dos anos, aprendemos que ninguém é dono da verdade, mesmo porque as verdades mudam. Hoje, mais do que nunca, pois, estamos na era da informação, que de tão presente e abundante já virou uma doença. De fato, pode-se alcançá-la em centenas de livros, programas de TV e na Internet, nos quais se pode ter vários pontos de vista sobre relacionamentos, conquistas, etiquetas, protocolos predefinidos, etc. Enfim, tudo.

Esse excesso de pontos de vista, muito interessantes por sinal, podem gerar um problema: aomissão do seu próprio ponto de vista! Ora, se

isso acontecer, você estará a um passo de perder sua identidade ou personalidade; portanto, quero fazer um apelo para que:

Use este livro para discutir.

Minhas afirmações e questionamentos foram colocados aqui não apenas para ajudar a formar sua própria opinião; porém, mais do que isso, esse livro poder desafiar qualquer um que o leia e tirar desse sua real opinião.

Use esse livro como instrumento para abordar questões delicadas, como aquelas que levariam meses de intimidade para poder ser comentadas. Apoie-se nele e assim você vai ficar à vontade para falar sobre problemas de ordem sexual, de higiene, sobre preferências, postura etc., com quem quer que seja, amigo, amiga, mãe, pai e, principalmente, o futuro parceiro.

Você poderá falar até de suas intenções sobre um possível relacionamento, perceberá que mostrar sua cara, assim como questionar aquele a quem estão voltadas suas intenções.

Tire o melhor deste livro, faça valer o que gastou, leia-o com atenção, discuta-as com amigas, prepare-se bem para torná-lo um instrumento prático. Diga a todos que leu este livro, classificando o autor como um "gênio" ou como o maior "babaca" idiota de todos os tempos.

Não interessa o que eu penso nem o que a maioria pensa. O que realmente interessa é o que você pensa e o que o seu (futuro) parceiro pensa! Pois só quando ocorre este encontro é que seduzir se torna o início de uma família.

Obrigado e boa sorte!

CLUBE DO LEITOR

Quer mais, então participe:
www.seduzir.com.br

Para os leitores: Acesse o site e preencha os Questionários de Avaliação do Comportamento Sexual.

Compare-se:
Acessando o site, o leitor poderá comparar o seu resultado com outros questionários já preenchidos por outros leitores.

Para dar a sua opinião você pode:

1- Acessar o site e clicar no ícone Fale Conosco.

2- Mandar um e-mail para: autor@seduzir.com.br

Fale com o autor:
www.seduzir.com.br

Leia Também:

- Sedução: Uma estrada de mão dupla
- O segredo das mulheres apaixonantes

FONTE: Calibri
IMPRESSÃO: Assahi